当代中医外治临床丛书

眼科疾病
中医特色外治 237 法

总主编　庞国明　林天东　胡世平　韩振蕴　王新春

主　编　王　鑫　王凯锋　郑晓东　赵子云

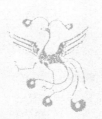

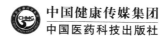

中国健康传媒集团
中国医药科技出版社

内 容 提 要

本书为搜集古今文献中眼科疾病中医特色外治疗法，并结合现代临床实践编撰而成。全书分为"概论"和"临床应用"两大部分。概论部分对眼科中医外治法的发展历史、种类、理论基础、提高临床疗效的思路与方法等方面进行了阐述；临床应用部分则从处方、用法、适应证、注意事项、出处等方面对部分临床常见眼病的药物外治法、非药物外治法进行了具体介绍，同时设"综合评按"对每一种病的外治法进行了总结。本书内容贴合临床实践，对从事中医眼科专业的临床医生、学生、教师等有一定的参考作用。

图书在版编目（CIP）数据

眼科疾病中医特色外治 237 法／王鑫等主编 . — 北京：中国医药科技出版社，2021.5（2024.9 重印）

（当代中医外治临床丛书）

ISBN 978-7-5214-2330-3

Ⅰ . ①眼… Ⅱ . ①王… Ⅲ . ①眼病—中医治疗法—外治法 Ⅳ . ① R276.7

中国版本图书馆 CIP 数据核字（2021）第 035647 号

美术编辑 陈君杞
版式设计 也 在

出版　**中国健康传媒集团** ｜ 中国医药科技出版社
地址　北京市海淀区文慧园北路甲 22 号
邮编　100082
电话　发行：010-62227427　邮购：010-62236938
网址　www.cmstp.com
规格　710×1000mm $^1/_{16}$
印张　10 $^1/_4$
字数　157 千字
版次　2021 年 5 月第 1 版
印次　2024 年 9 月第 3 次印刷
印刷　北京京华铭诚工贸有限公司
经销　全国各地新华书店
书号　ISBN 978-7-5214-2330-3
定价　**32.00 元**

获取新书信息、投稿、为图书纠错，请扫码联系我们。

《当代中医外治临床丛书》
编委会

甘洪桥	艾为民	龙新胜	平佳宜	卢 昭
叶 钊	叶乃菁	付永祥	代珍珍	朱 琳
朱 璞	朱文辉	朱恪材	朱惠征	刘 辉
刘宗敏	刘建浩	刘鹤岭	许 亦	许 强
阮志华	孙 扶	苏广兴	李 松	李 柱
李 娟	李 慧	李 淼	李义松	李方旭
李玉柱	李正斌	李亚楠	李军武	李红梅
李宏泽	李建平	李晓东	李晓辉	李鹏辉
杨玉龙	杨雪彬	吴先平	吴洪涛	宋震宇
张 平	张 芳	张 侗	张 挺	张 科
张 峰	张云瑞	张亚乐	张超云	张新响
陈 杰	陈 革	陈丹丹	陈宏灿	陈群英
武 楠	岳瑞文	金 凯	周 夏	周克飞
周丽霞	庞 鑫	庞国胜	庞勇杰	庞晓斌
郑晓东	孟 彦	孟红军	赵子云	赵庆华
赵海燕	胡 权	胡永召	胡欢欢	胡秀云
胡雪丽	南凤尾	柳国斌	柳忠全	闻海军
娄 静	姚沛雨	钱 莹	徐艳芬	高言歌
郭 辉	郭乃刚	黄 洋	黄亚丽	曹秋平
曹禄生	龚文江	章津铭	寇志雄	谢卫平
靳胜利	鲍玉晓	翟玉民	翟纪功	

编撰办公室主任　韩建涛

编撰办公室副主任　王凯锋　庞　鑫　吴洪涛

本书编委会

主　编　王　鑫　王凯锋　郑晓东　赵子云

副主编　（按姓氏笔画排序）

　　　　朱　璞　李红梅　张达臻　杭丹丹

　　　　娄　静　徐艳芬

编　委　（按姓氏笔画排序）

　　　　孔丽丽　龙新胜　司卓琳　许　亦

　　　　李方旭　李正斌　李军武　吴　爽

　　　　张　侗　张欠欠　张亚乐　陈丹丹

　　　　尚治汀　胡万琴　娄　赟　高言歌

良工不废外治

——代前言

  中医外治法是中医学重要的特色标志之一。在一定程度上讲，它既是中医疗法乃至中医学的起源，也是中医药特色的具体体现。中医外治法经历了原始社会的萌芽、先秦时期的奠基、汉唐时期的发展、宋明时期的丰富、清代的成熟以及当代的完善与发展。尤其是近年来，国家中医药管理局高度重视对中医外治法的发掘、整理与提升，并且将其作为中医医院管理及中医医院等级评审的考评指标之一，极大地推动了中医外治法在临床中的应用和推广。中医外治法与内治法殊途同归、异曲同工，不仅可助提临床疗效，而且可以补充内治法的诸多不足，故自古就有"良工不废外治"之说。因此，中医外治法越来越多地得到各级中医管理部门、各科临床一线医护人员的高度重视和青睐。

  近年来，中医外治法的发掘、整理、临床应用研究虽然受到高度重视，但惜于这许许多多的传统与现代新研发的外治疗法散见于各个期刊、著作等文献之中，不便广之，尤其是对于信息手段滞后及欠发达地区的基层医务人员来说，搜集资料更加困难，导致临床治疗手段更是受到了极大的限制。为更好地将这些疗法推广于临床各科，更好地弘扬中医特色外治疗法，在上海高品医学激光科技开发有限公司、河南裕尔嘉实业有限公司的支持与帮助下，我们组织了全国在专科专病领域对外治法有一定研究的50余家中医医院的260余位临床专家编撰了这套《当代中医外治临床丛书》。本丛书以"彰显特色、简明扼要、突出实用、助提疗效"为宗旨，每册分为概论和临床应用两大部分。其中概论部分对该专病外治法理论基础、常用外治法的作用机制、提高外治临床疗效的思路与方法以及应用外治法的注意事项五个方面进行阐述；临床应用部分以病为纲，每病通过处方、用法、适应证、注意事项、出处、综合评按六栏对药物外治法、非药物外治法进行详细介绍。尤其是综合评按一栏，在对该病所选外治法进行综合总结分析的基础上，提出应用外治法的要点、心得体会、助提疗效的建议等，乃本书的一大亮点，为读者正确选用外治方法指迷导津，指向领航。本套丛书共分为内科、外科、妇科、儿科、五官科、皮肤科、男科、骨伤科、肛肠科、康复科十大类20个分册，总计约300万字。其中，书名冠以"××法"，实一方为一法。希望本套丛书的出版能为广大中医、西医、中西医结合临床工作者提供一套实用外治疗法参考书。

　　由于时间仓促，书中难免有不足之处，盼广大读者予以批评指正，以利再版时修订完善！

庞国明

2021年3月

编写说明

    中医外治法是中医特色治疗学的代表疗法之一，是指一切施于体外或从体外进行的疗法，包括针灸、刮痧、拔罐、耳针、穴位贴敷、药物熏洗、药浴等治疗方法。中医眼科外治法是中医眼科宝库的重要组成部分，历史悠久，内容丰富，并在长期的临床实践中取得了一定的疗效。本书通过广泛查新，对眼科外治法的历史发展演变及病名概念、临床诊断、分型治疗的用法、适应证、注意事项及出处等加以详细记载，同时阐述了眼科常见 18 种疾病的传统外治方法并结合现代临床实践和近年来的最新研究进展。

    外治之宗吴师机强调指出，临床实践中所有中医外治实施时必须"先辨证，次论治，次用药"，并申明辨证有五，即一审阴阳，二察四时五行，三求病机，四度病势，五辨病形，精于五者，方可辨证分明。辨证是施治的前提和依据，只有确定疾病的阴阳、表里、虚实、寒热之属性，通过辨证，抓住本质，把握病证的标本缓急，才能正确施治，达到预期效果。故本书中每病的概述中必然列出辨证分型，一是示其在药物及非药物（如针灸、拔罐、穴位放血、耳针等）外治中的辨证的重要性，二是方便读者今后在临床实践时参考。虽未必条条锦绣，字字珠玑，但却是从古今医学图书和近几十年来期刊中经过比较遴选出来的，因而有集中、简易、实用、高效的特点，反映了各病中药外治法之要法。本书所介绍的治法是在辨证后应用，故其治疗要在专科医生的指导下进行。

　　本书编写过程中参考了大量的文献，在此向原作者表示衷心的感谢！由于编写人员水平有限，书中可能有不尽如人意之处，敬请同道和读者不吝赐教。

编　者

2021 年 1 月

目　录

第一章

概论

第一节 中医眼科外治法发展历史

中医眼科外治法历史悠久，是中医外治法的一个分支，历经变迁，逐渐丰富，在眼科治疗中起到了巨大作用。其形成和发展大致可分为五个阶段：萌芽时期、奠基时期、独立发展时期、兴盛时期、衰落与复兴时期等。

一、萌芽时期

中医眼科的萌芽形成时期远在上古，经历了商、周、秦、汉诸代的漫长摸索，随着《黄帝内经》《神农本草经》《针灸甲乙经》等医药专书的出现，有关眼与眼病的知识，开始在书籍中有了集中的记载。

先秦时代的《山海经》中，在 100 余种药物中，记载有 7 种可以用于眼病。《黄帝内经》中开始对眼的解剖生理，病因病机、临床证候、针刺疗法等有了初步系统的论述。而《内经》中所载"目不合"或"目不开"者，治以"白酒和桂，以涂其缓"，可谓开眼科外治法之先河。《淮南子》中记载用楉木（秦皮）治疗眼病，还记载有"目中有疵，不害于视，不可灼也"，表明当时已有治疗眼病的灼烙术。《晋书》亦载有手术治疗眼病的方法，谓："帝目有瘤疾，使医割之"；《神农本草经》记载的 365 味中药中眼科外治用药已达 70 余种，可用于治疗胞睑、两眦、白睛、黑睛、瞳神等部疾病，以及一些全身病的眼部证候，不少药物至今仍为眼科所常用。晋代皇甫谧的《针灸甲乙经》中有 30 余穴在主治中提到了眼病，以头面部穴位居多。此外，葛洪的《肘后备急方》、龚庆宣的《刘涓子鬼遗方》、陶弘景的《肘后百一方》等，亦载有医治眼病的针灸穴位与外治方药。

二、奠基时期

隋唐时期，随着社会发展，中医学及中医眼科也随之迅速成长。这一时期，在许多全书、方书中已有集中记载眼科证治的文献，主要的如《千金要方》《外台秘要》等，且有了著名的眼科专书，如《龙树眼论》《刘皓眼论准的歌》等，均有眼科外治的论述。

唐代孙思邈著《千金要方》，在眼病的外治方面，记载处方80余个，详细介绍了滴、熏、洗、渍、熨、敷、钩、割等眼病外治法，并首次提到赤白膜的割除手术，载有28种眼病及卷三十载有34种眼病证候的针灸处方，该书对后世眼科发展颇具影响。《外台秘要·卷二十一》云："眼无所因起，忽然膜膜，不痛不痒，渐渐不明，久历年岁，遂致失明……此宜用金篦决，一针之后，豁若开云而见白日。"这是中医古籍有关金针拨内障的最早记载。《龙树眼论》是我国第一部有影响的眼科专书，首次提出对胬肉攀睛使用割烙法和对"睑皮里有核（即胞生痰核）"施行手术治疗，而且对"开内障用针法"的叙述也较前人详细。此外，唐朝在眼科方面有了安置假眼的记录，用珠制及木制眼代目。

三、独立发展时期

由宋至金元时代开始涌现专论眼科的篇章及眼科专著，著名的《秘传眼科龙木论》《银海精微》等也成书于这一时期。

在宋朝《太平圣惠方》中已有记载将钩、割、针、镰、烙几种方法联合应用。书中除对外治有大量记载外，还详细介绍了金针拨内障及胬肉割烙术。由宋元医家辑成的《秘传眼科龙木论》，是一本著名的眼科专著，详细介绍了古代金针拨内障以及钩、割、镰、洗等手术方法，对后世影响深远。《银海精微》为宋以后的人托名孙思邈撰成的眼科专书。该书不仅新增加了挑剪法，还首次采用竹夹法矫正睑内翻倒睫。全书记载了81症，其中22症采用了外治法，此书外治主要采用了点、洗、剧、烙、夹等法，对金针拨障（开金针）的手术方法描述尤详。

四、兴盛时期

明、清两代是中医学发展的兴盛时期，在眼科方面的成就，无论是数量，还是质量，都大大超过了以前各代。李时珍在《本草纲目》中记载的大量明代及其以前眼科病症外治法，简便，疗效可靠。明代杨继洲所著《针灸大成》，叙述了 106 个穴位治疗眼病的功效，记载了 63 种眼病的针灸处方 90 余首，是对眼科针灸疗法较为系统的总结。清初张璐所著的《张氏医通》，详述了金针拨障术的适应证，操作方法及拨针的制造与消毒等。傅仁宇著的《审视瑶函》一书，所录眼科外治法有点、滴、熏、洗、敷、熨、喷（吹）、摩、枕、封、拭、搽、吸等十余种之多，集外治方剂 80 余首及众多的单验便方，应用范围包括所有外眼疾病和部分内眼疾患，使外治法与内治法、手术、针灸等中医学的各种治法有机地融为一体，极大地丰富了眼科治疗学的内容，是外治及手术最兴盛的时期。

五、衰落与复兴时期

鸦片战争后，中医眼科进入衰落时期，直到新中国成立后才得以迅速复兴，在原有白内障针拨术的基础上发展起来的针拨吸出术、针拨挟出术、针拨套出术得到广泛应用。割烙联合术用以治疗蚕食性角膜溃疡和翼状胬肉等，都在临床应用中取得了肯定的疗效。

近代眼科专家路际平著《眼科临症笔记》，记载眼病症 80 例，其中施行针药相兼治疗者达 76 例。眼科专家曾庆华编《眼科针灸治疗学》，是研究眼科针灸治疗学很好的参考书。现在广大中医、中西医结合的眼科工作者，在秉承传统的基础上更加注重创新技术，继续为实现中医眼科外治复兴而努力奋斗！

第二节　眼科常用外治法

一、点眼法

点眼法是用药物制成水、散等剂型，将其点入眼角以治疗疾病的一种方法，是眼科常用的外治法。早在晋代《肘后方》中就记载用盐汤洗眼治目卒痛；用矾石和枣膏制成膏剂治目中风肿；用贝齿、珍珠制成散剂治目病。唐代《千金方》中更详细记载了用棉沾药汁注目眦中的滴眼法，用新毛笔蘸眼药粉撒入结膜囊内的点眼法。唐以后，点眼法不断发展，不仅作为治疗外障眼病的常用方法，而且逐渐扩展到用于治疗眼科以外的某些疾病。如《鲟溪外治方选》中用甘草、梅片化水滴眼治疗伤寒无汗；《理瀹骈文》记载了用点眼法治疗湿热发黄、阴性呃逆、痘疹、胃痛、腰痛等；其他一些医籍中还有用点眼法治闪挫腰痛，疯犬、毒蛇咬伤等记载。新中国成立后，这一治法也得到不断充实和完善，使之更加安全、有效。

点眼法，药物可直接作用于外眼而迅速发挥效应，因此最常用于外障眼病的治疗。点眼法所用药剂是根据病情选用不同功用的药物组成的，有清热解毒、祛风止痒、活血消肿、理气止痛、燥湿收敛、破积散瘀等作用，主要适用于以下病症。

（1）热毒浸淫于目：如椒疮、粟疮、暴风客热、天行赤眼、眼部烧伤及黑睛生翳等症，可用清热泻火之品，如秦皮、黄连、栀子、黄柏、龙胆草、蒲公英、紫花地丁、犀角、牛黄等。常用方如秦皮汤（《外台秘要》）、点眼金丝膏（《圣济总录》）、立胜散（《三因方》）、朱砂煎（《秘传眼科龙木论》）、西瓜霜合剂、10%黄连眼药水、龙胆黄连膏（《原机启微》）、犀黄散《韦文贵眼科临床经验选》）、烧伤眼药水及膏。

（2）风热犯目：如目赤眵泪、刺痒不适等，宜选用清热祛风之品，如桑叶、菊花、荆芥、防风、薄荷等。常用方如经验洗眼散（《银海精微》）、洗眼青皮汤（《审视瑶函》）、硝炉散（《经验眼科秘书》）。

（3）瘀血凝滞于目：如赤丝虬脉、胞睑赤胀、白睛溢血等，可选用活血行瘀之药，如归尾、赤芍、红花、桃仁等。常用方如局方汤泡散（《和剂局方》）。

（4）风湿热邪犯目：如睑弦赤烂、隐涩刺痒，宜选用清热除湿、祛风止痒之品，如地肤子、五倍子、苦参、白蒺藜、蕤仁、明矾、防风等。常用方如赤眼神效八宝丹（《异授眼科》）。

（5）胬肉攀睛，老膜障翳：宜选破积散瘀之味，如硇砂、铜绿、轻粉、白丁香等。常用方如吹霞散（《审视瑶函》）、神仙碧霞丹（《审视瑶函》）、八仙丹（《银海精微》），因其祛腐力峻，不可多用，否则有伤目损睛之弊。

（6）气滞血凝致目痛难忍：宜用理气行瘀止痛之剂，如乳香、没药、五灵脂、郁金等。

（7）寒邪凝滞犯目：宜温通散寒，可选用川椒、肉桂、干姜之类。此类药物辛辣性燥，不宜多用，其不可用于黑睛新翳之上。

中医学认为"五脏六腑之精气皆上注于目""目系上升于脑""五轮八廓内属五脏六腑"，因此用相应的药物点眼，除常用于治疗外障眼病，还可治疗眼科以外的其他一些疾病，其机制尚待进一步研究。

1. 操作方法

患者坐于避风静处，头部仰起，双目上视，将下眼睑向下掰开，使所点药液滴入睑内 1~2 滴，轻轻将上睑提起，并同时放松下睑，使药液均匀分布于眼内，令患者用手指压住内眦泪窍处，闭目仰面数分钟，待药力已行，再渐渐睁眼。每日一般点 3~4 次，遇有急重者，可每隔数分钟或半小时点眼 1 次，酌情而定。

如果用锭剂点眼时，先用生理盐水或凉开水将其研磨调匀后用小玻璃棒蘸以点眼。如用散剂点眼，亦可用小玻璃棒一端沾生理盐水，再蘸药粉少量，点入眼下睑之内眦部，闭目休息。

点眼后，患者以手指按摩鱼尾穴数次，以助行其气血，闭目数分钟，俟药力已行，即可睁眼。若点散剂时，闭目时间应适当延长，俟药逐渐溶化，以发挥更好的功效。

2. 适应证

主要用于外障眼病，亦可用于治疗眼科以外的其他一些疾病，如落枕、闪挫腰痛、胃腹痛、心痛、感冒、呃逆等。

3. 注意事项

（1）点入药物应严格消毒处理，药水应用蒸馏法取汁，药粉应高压消毒。

（2）只能将药点入目内眦处。药水只能点一二滴，药粉只能点芝麻大一二粒。

（3）应谨慎使用该法，避免刺激。

二、嗞鼻法

嗞鼻法是将一定的药物制成粉末，嗞入鼻内，以治疗疾病的方法。此法最早见于元代倪维德的《原机启微》，书中记载用嗞鼻碧云散，嗞鼻治疗目肿红赤，昏暗羞明，隐涩疼痛，风痒鼻塞，头脑酸痛，眵泪稠黏，并将其喻为"开锅盖法"。在其附录中，还收载了拔萃方嗞药，治疗偏头痛眼疾。至明清时期，此法有了进一步发展，不仅用于眼疾治疗，还广泛用于治疗伤寒、中风、时疫、温病、喉风、牙痛等症。如赵学敏《串雅外编》中介绍了用不同的配方嗞鼻，治疗风热头痛、风寒头痛；用还魂丹嗞鼻治疗急慢惊风。吴尚先《理瀹骈文》中不仅收载了十余首嗞鼻药散，涉及内、妇、儿科多种病证，而且，还精辟地阐述了其作用机制，书中说"大凡上焦之病，以药研细末，嗞鼻取嚏发散为第一捷法。不独通关、急救用闻药也，连嚏数十次，则腠理自松，则解肌也；涕泪、痰涎并出，胸中闷恶亦宽，即吐法也。盖一嚏，实兼汗、吐二法，不必服葱豉汤也。前贤治伤寒、中风、伤风、时疫、温症、喉风、赤眼、牙疼等证，皆有嗞药，亦使病在上者从上出也……曾有发热、头痛、恶寒、无汗并腹泻者，用此取嚏，而汗自出，泻亦止。是发散之中，即兼升提，一法两用，较服升药尤速。外症肠出不收，及产妇子宫不收，取嚏即收，亦是此意。凡欲升者，均可以嚏法升之也……小便不通，探吐提气，而水自下，则知嚏法能上升，也能下降也……古方治喉闭不能下药者，每用窒鼻法，得嚏而喉自宽"。这一记载，为我们今天应用此法奠定了理论基础。诚如吴氏所言，鼻为肺窍，乃气体出入之门户，眼与鼻相通，嗞鼻后涕泪并出，肺气宣畅，郁闭之邪火毒气随之而散，故嗞鼻法常用于上焦病变，有药少力锐之特点，且无寒凉抑遏之弊端。

1. 操作方法

将所用药物研成细末，令患者噙水一口（或不噙水亦可），以管吹药末入鼻内，或让患者自己吸入鼻内，每日 1~3 次不等，视病情而定。

2. 适应证

头风、头痛、眉骨眼眶疼痛，赤肿难开，羞明疼痛，风痒鼻塞，鼻渊流浊涕，小儿惊风，产后郁冒，失血眩晕等病证。

3. 注意事项

本法具有刺激性，引起涕泪较多，或有嚏喷，故对凝脂翳、黑翳如珠、蟹睛以及睛内出血性疾患等要慎用，有鼻衄史患者禁用本法。

三、针刺法

针刺法是指在中医理论的指导下把针具（通常指毫针）按照一定的角度刺入人体一定的穴位，运用捻转与提插等针刺手法来对人体特定部位进行刺激，可以起到疏通经络、行气活血、扶正祛邪、调整阴阳的作用，从而达到治疗疾病的目的。

1. 操作方法

术者以拇指、食指持针，中指端抵住腧穴，指腹紧靠针身下段。当拇、食指向下用力按压时，中指随之屈曲，将针刺入，直刺至所要求的深度。

2. 适应证

可广泛用于内、外、妇、儿、五官、皮肤等科多种疾病，眼病方面用于目赤肿痛、针眼、近视、青盲、胞轮振跳等。

3. 注意事项

患者在接受针刺过程中，若突然出现胸闷、恶心、头晕、出汗，甚至面色苍白、四肢冰冷或抽搐、晕厥，很可能是"晕针"。晕针多因精神紧张、饥饿、疲劳，或因医生针灸手法刺激过大而导致。发生晕针时，医生应迅速把针取出，让晕针者平卧，并按压相应的穴位，很快就能缓解症状。严重者要给予必要的药物抢救。

四、耳穴压豆法

耳穴压豆法，是用胶布将药豆准确地粘贴于耳穴处，给予适度的揉、按、捏、压，使其产生酸、麻、胀、痛等刺激感应，以达到治病目的的一种外治疗法。又称耳廓穴区压迫疗法。其作用机制主要是通过刺激，经过耳穴经络等的传导而发挥治疗作用。本法能较长时间地对穴位进行刺激，也可及时调整，故在一定程度上能弥补耳针、药物疗法之不足。

1. 操作方法

（1）材料准备：选取生王不留行子或生白芥子、生莱菔子、六神丸等颗粒状药物装瓶备用。将胶布剪成 0.5cm×0.5cm 的小方块。

（2）施术方法：首先选择 1~2 组耳穴，进行耳穴探查，找出阳性反应点，并结合病情，确定主、辅穴位。以酒精棉球轻轻擦拭消毒，左手手指托持耳廓，右手用镊子夹取割好的方块胶布，中心粘上准备好的药豆，对准穴位紧紧贴压其上，并轻轻揉按 1~2 分钟。每次以贴压 5~7 穴为宜，每日按压 3~5 次，隔 1~3 天换 1 次，两组穴位交替贴压。两耳交替或同时贴用。

2. 适应证

目前广泛用于内、外、妇、儿、眼、皮肤等科多种疾病，在眼病方面可通过调节视力，进一步延缓青少年近视发展。

3. 注意事项

（1）贴压耳穴应注意防水，以免脱落。

（2）夏天易出汗，贴压穴位不宜过多，时间不宜过长，以防胶布潮湿或皮肤感染。

（3）如对胶布过敏者，可改用黏合纸代之。

（4）耳廓皮肤有炎症或冻伤者不宜采用。

（5）对过度饥饿、疲劳、精神高度紧张、年老体弱者及孕妇，按压宜轻，急性疼痛宜重手法强刺激，习惯性流产者慎用。

（6）根据不同病种采用相应的体位，如胆石症取右侧卧位，冠心病取正坐位，泌尿系结石取病侧在上方的侧卧位等。

五、壮医药线点灸疗法

壮医药线点灸疗法，是采用经过药物泡制的苎麻线，点燃后直接灼灸患者体表一定穴位或部位，以治疗疾病的一种壮族医疗方法。临床实践证明，本法具有通痹、止痛、止痒、祛风、消炎、活血化瘀、消肿散结等功效，既可治疗内部脏腑疾病，又能治疗体表多种病变，有着广泛的实用价值。

1. 操作方法

（1）持线：拇、食指持线的一端，并露出线头 1~2cm。

（2）点火：将露出线头在煤油灯火（酒精灯、蜡烛等均可）上点燃，如有火焰必须扑灭，只需线头有火星即可。

（3）将有火星线端对准穴位，顺应腕和拇指屈曲动作，拇指（指腹）稳重而敏捷地将有火星线头直接按于穴位上，一按火灭即起为一壮，一般一穴灸一壮。灸处可有轻微灼热感。

2. 适应证

举凡内科、外科、皮肤科、妇产科、小儿科、眼科、口腔科、耳鼻喉科等数百种疾病，属于畏寒、发热、肿块、疼痛、痿痹、麻木不仁、瘙痒等七个范畴的病证，均可用本法治疗。包括风赤疮痍、眉棱骨痛、宿翳、天行赤眼病等眼科病症。

3. 注意事项

（1）持线对着火端必须露出线头，以略长于拇指端即可，太长不便点火，太短易烧着术者手指。

（2）必须掌握火候，施灸时以线头火星最旺时为点按良机。不要平按，要使珠火（圆火）着穴。

（3）施灸手法是决定疗效的重要因素，必须予以重视，严格掌握"以轻应轻，以重对重"的原则。施灸时，火星接触穴位时间短者为轻，长者为重。因此，快速扣压，珠火接触穴位即灭为轻；缓慢扣压，珠火较长时间接触穴位为重。施灸手法的原则也可概括为"以快应轻，以慢对重"。轻即轻病，重则重症。另外，对药线的运用也要讲究，做到因时因人因病而异。天气寒冷，可用一号药线或二号药线双线合并施灸；天气炎热一般使用二号药线施灸；成人患皮肤病可用一号药线或二号药线双线合并施灸；小孩皮肤稚嫩，很敏感，可用特制比较细的三号药线施灸；手、足掌等部位，可用一号药线或二号药线双线合并施灸；面部等处则一般用二号药线施灸。线条搓得越紧越好，如经浸泡后出现松开现象，灸时要重新捻紧再用，以免影响珠火形成。

（4）灸后局部有灼热感或痒感，不要用手抓破，以免感染。

（5）灸前宜定好体位，一般以坐位或卧位为宜。

（6）灸时点一次火灸一壮，再点再灸。

（7）眼球部及孕妇禁灸，实热证者慎用。

（8）嘱患者配合治疗，如慎起居、节饮食、怡精神、养精气、勿劳累等。

（9）本法十分强调治疗时机，主张治早（及早治疗）、治小（小病、轻病早治）、治了（彻底治疗，不要中途而废）。

（10）关于疗程，需要根据不同疾病，灵活掌握，同时还应注意疗效的巩固和病愈后的观察治疗。

六、熏洗法

熏洗法是用药物煎汤，趁热在眼部熏蒸、淋洗和浸浴的方法。早在东汉时张仲景所著的《金匮要略》中就已载有用苦参汤熏洗治疗狐惑病蚀于下部者，可谓是熏洗法的最早记载。唐代孙思邈《千金要方》中载有以药物熏洗痔瘘的方法。以后此法历代习用，并逐渐发展，应用范围不断扩大。

熏洗法借助热力和药力的综合作用，而促进腠理疏通，气血流畅，改善局部营养和全身功能，达到解毒消肿、止痛、止痒、祛风等目的。它不但能治疗外伤科、皮肤科和眼科疾患，且对某些内、妇、儿科的疾病，也有一定疗效。

1. 操作方法

根据不同病情选用适当药物煎汤，先趁热熏蒸患部，待药液温凉后，即用其淋洗或浸浴患部。熏洗次数和时间长短当视病情和具体情况而定，一般每日 2 次，每次 30 分钟左右。

2. 适应证

（1）外科：痈疽疮疡初起，及溃后脓水淋漓，或腐肉不脱，以及皮肤病瘙痒流脂水，内外痔的肿胀疼痛。

（2）眼科：眼睑红肿、羞明涩痛、眵泪均多的外障眼病。角膜翳兼有痒涩不适或血灌瞳神者，或胞睑肿胀。

（3）内科：下肢风湿痹痛。

（4）妇科：阴痒。

（5）儿科：麻疹不透，小儿阴茎肿大，小儿脱肛，婴幼儿湿疹。

3. 注意事项

（1）熏洗时，为免使药液蒸汽走散，要加盖被单，或可用厚纸卷筒状罩住患部和盛药液的器皿（如熏眼时）。

（2）要使蒸汽热度适中，并掌握好患部与盛药液器皿的距离，以免烫伤或灼伤患部，但药液温度也不可过冷。

（3）有些病，需要延长熏蒸时间，可用铁秤砣，或洗净的鹅卵石烧红，放入盆内，加强蒸发。

（4）熏洗时，冬季应保暖，夏季宜避风寒，以免感冒加重病情。熏洗下肢后，要立即拭干，盖被保暖。

（5）眼部的新鲜出血性疾患，或脓成已局限的病灶，及恶性肿瘤者忌用本法。

七、溻渍法

溻渍法是将四肢浸泡在药液中，以达治疗目的之法。它出自元代齐德之的《外科精义》，卷上云："溻渍法，疮疡初生经一二日不退须用汤水淋射之。其在四肢者，溻渍之"。并指出其作用原理"夫溻渍疮肿之法，宣通行表，发散邪气，使疮内消也。盖汤有荡涤之功……此谓疏导腠理，通调血脉，使无凝滞也"。即借助药液的荡涤之功，促进局部患处腠理疏通，气血流畅，从而使疮口洁净，毒邪外祛。

1. 操作方法

（1）根据具体病症，选择相应的溻渍方药，如肿疡初起，可用葱归溻肿汤，达到消肿止痛，以冀消散吸收；溃后腐肉难脱、脓水浸淫、疼痛不止、疮口难敛者，常选蒲公英煎汁、银花甘草汤，或2%~10% 黄柏溶液，以清洁疮口，促进腐肉脱落，毒邪得解，才能生肌收口；皮肤病瘙痒、脂水浸淫，用苦参汤等，有祛风除湿、杀虫止痒之功；鹅掌风之皲裂，选鹅掌风浸泡方，以疏通气血、杀虫止痒。

（2）用所选药物煎汤，乘热将患部肢体浸泡于药液中，浸泡时间与次数依具体病症而定。

2. 适应证

眼部皮肤痈疽疮疡，初起肿痛，溃后脓水淋漓，或腐肉不脱，以及皮肤病渗出明显，瘙痒、脱屑等。

3. 注意事项

（1）药液温度要适中，不可过热，以免烫伤皮肤；若药液已冷，可再加热后浸泡。

（2）冬月应注意保暖，浸泡后要立即拭干，盖被保暖。

八、中药离子导入法

中药离子导入法是利用直流电将药物离子通过完整皮肤或黏膜导入人体以治疗疾病的方法。18 世纪末就有人提出用直流电将药物离子导入体内，许多实验及临床观察证明，可借直流电将某些药物离子导入机体，发挥其药理作用。自 20 世纪以来，直流电离子导入疗法已被广泛用于治疗临床各科疾病。20 世纪 50 年代以后，我国理疗工作者开展了中药直流电导入治疗，并很快在临床上广泛应用，所用药物日益增多，治疗范围也不断扩大，已积累了较多的经验。在临床应用的同时，科研工作者还进行了一些实验研究，以总结、摸索规律，提高治疗效果。目前本法正日益受到人们的重视。

中药离子导入法根据直流电场内同性电荷相斥，异性电荷相吸的原理，在电极与皮肤之间放置以药液浸湿的滤纸或纱布等，通以直流电，药物离子主要经皮肤汗腺导管的开口进入机体。它具有以下特点。

（1）具有直流电和药物的综合作用。直流电可使机体产生一系列复杂反应，而导入体内的药物离子则保持原有的药理特性，二者具有互相加强的作用。

（2）可将药物直接导入治疗部位，并在局部保持较高浓度，其导入浅部病灶的药物量比肌注法高得多。因此特别适用于比较表浅或血流瘀滞的病灶。对于较深的组织病灶，可用体内电泳法，也能使药物在局部集中较高的浓度。

（3）导入体内的药物离子在局部皮肤浅层形成离子堆，所以在体内存留的时间比其他给药方法长，药物作用的时间持续较久。

（4）用直流电导入体内的只是能发挥药理作用的药物离子，而采用注射或口服的方法给药，会引入体内大量没有治疗意义的溶媒或基质。

（5）不损伤皮肤，不引起疼痛、不刺激胃肠道，易于被患者接受。

（6）该法不足之处是透入的药量很少，不易作用于深层组织，无精确的计算方法计算透入量的多少。

1. 操作方法

（1）本法所需的治疗设备，除直流电疗法所应具有的外，还需备有药液及专用的药物衬垫。常用药可配制成 2%~10% 的水溶液，剧毒药的浓度及剂量应严格掌握，在衬垫上的药量不宜超过注射给药时的一次用量。浸药的衬垫以绒布或 2~4 层纱布制成，亦可用滤纸，面积与布衬垫相等。

（2）操作技术、电流密度、通电持续时间、治疗频度、疗程与直流电疗法大致相同，根据治疗要求可选用衬垫法、穴位离子透入法、水浴法、眼杯法、体腔法、体内电泳法等。

①衬垫法：最常用。将用药液浸湿的药物衬垫直接置于治疗部位的皮

肤上，在药垫上再放置以常水浸湿的布衬垫、金属电极板等。放置药垫的电极称为主电极，另一极为辅电极。主电极经导线与治疗机的一个输出端相连接（其极性必须与拟导入药物离子的极性相同），副电极与治疗机的另一输出端相接。亦可将与阳极及阴极相连的衬垫都用药液浸湿，同时分别导入不同极性的药物离子。

②穴位离子导入法：将装有直径 1~2cm 电极的衬垫浸湿药液，放置在一定的穴位，另一极放在颈、腰或其他部位，通上直流电。

③水浴法：适用于前臂、小腿、手足、指、趾等部位。治疗时将药液盛于水槽内使治疗部位浸入水浴中，主电极置于水槽内壁，副电极置于水槽的另一端或固定于身体的相应部位。

④眼杯法：主要用于治疗眼病。在患者睁眼情况下，将容积 5ml 的眼浴杯电极放在眼部，杯内盛满药液，插入白金电极用绷带固定，另一极 6cm×8cm 置于枕部（治眼病若用衬垫法，应先在结膜囊内滴入药液，然后将以药液浸湿的衬垫置于闭合的患眼上睑）。

⑤体腔法：用于进行体腔治疗。选用特制的体腔电极（一般以硬橡皮、有机玻璃或其他材料制成）。先将体腔电极插入阴道、直肠等体腔内，然后往电极内灌注一定量的药液，副电极置于身体的适当部位。

⑥体内电泳法：用于治疗深层组织疾病。先将药物经口服、注射、灌注等方法输入体内，然后在体表相应部位放置衬垫和电极板，再通以直流电。一般将两个电极板对置病灶区，靠近病灶的电极板与药物离子极性相反的治疗机输出端相连。在直流电的作用下，体内的药物离子向病灶区移动，聚集于局部。

（3）创面治疗应按无菌技术要求进行操作。衬垫须经煮沸或高压灭菌，电极板用碘酒、酒精消毒。先将创面分泌物除去，周围皮肤消毒，然后将以药液浸湿的无菌纱布或棉片敷于创面上，再放置湿布衬垫及电极板。副电极可置于创面的另一侧或其他部位。

2. 适应证

风寒湿痹、关节肿痛、神经痛、云雾移睛、络瘀暴盲、消渴目病、盆腔炎等。

3. 注意事项

（1）治疗前除要明确药物的有效成分和极性外，对可能引起过敏反应的药物，应做皮肤过敏试验。

（2）衬垫须有记号，正负极分开；最好一个衬垫供一种药用，用后以清水洗去药液，再分开煮沸消毒，以免离子互相沾染。

（3）配制透入用的药液时，应避免离子或其他杂质存在，配制的药液经 1~2 周要更换，使用前需检查药物是否变质及沉淀，中药煎剂应加防腐剂，以利贮存。

（4）为加强药物离子导入深度，除可采用体内电泳法外，可于治疗前在局部应用超声、短波、微波等物理因子。

（5）高热、恶病质、心力衰竭、湿疹有出血倾向者，对直流电不能耐受者，禁用本法。

中药离子透入和电泳疗法常用药物一览表

透入部分	极性	药物	制剂种类：浓度			作用及适应证
			酊剂	煎剂	水溶剂	
黄连	+	黄连液	—	50%	1%	有清热、解毒、燥湿作用，黄连对多种细菌有抑制及杀灭作用，对真菌有抑制作用，用于表浅化脓性感染疾病及菌痢
黄芩	+	黄芩液	—	10%	—	有解毒、清热、燥湿、止血、抗菌、扩张血管、降血压作用，用于高血压、菌痢
黄柏	+	黄柏液	—	10%~50%	—	有清热、燥湿、解毒、消肿、消炎作用，对葡萄球菌、痢疾杆菌、结核杆菌及皮肤真菌有抑制作用，用于皮肤感染及菌痢
大黄	+	大黄液	—	10%	—	泻火解毒、通便逐水，对葡萄球菌、痢疾杆菌、大肠杆菌有抑制作用并有收敛作用。用于表浅组织感染及菌痢
大蒜	+	大蒜液	—	—	2%~10%	有杀菌杀虫、解毒散痈、健胃作用。蒜素是杀菌的有效成分，能抑制和杀灭各种球菌、杆菌、病毒、真菌。用于痢疾、肠炎、疮痈、慢性前列腺炎

续表

透入部分	极性	药物	制剂种类：浓度			作用及适应证
			酊剂	煎剂	水溶剂	
罗芙木	+	罗芙木液	—	—	0.36%	有镇静及降压作用，用于高血压
钩藤	+	—	—	10%~20%	—	有清热、平肝镇静、抗惊厥及降血压作用，用于高血压及神经衰弱
延胡索	+	延胡索液	—	—	用注射液1~2ml/次	活血、散瘀、利气、止痛，用于各种腐痛
洋金花	+	洋金花液	10%	—	—	能平喘、止咳、解痉止痛，用于慢性气管炎及支气管哮喘
穿心莲	—	穿心莲液	—	50%	—	清热解毒，消肿止痛，抗菌、抗病毒、消炎，用于炎症及菌痢
毛冬青	—	—	—	50%	—	清热解毒，活血通络，消肿止痛，扩张血管解除血管痉挛，消炎，用于脉管炎、视网膜炎、高血压、冠心病
川乌	+	川乌液	10%	—	—	散风止痛，用于关节炎
草乌	+	草乌液	10%	—	—	祛寒止痛，用于关节炎
防己	+	防己液	50%	—	—	祛风湿止痛，解热，消炎，消肿，用于风湿痛、神经痛
木瓜	±	木瓜液	50%	—	—	舒筋活络止痛，用于风湿痛、腓肠肌痉挛
秦艽	±	秦艽液	50%	—	—	祛风湿止痛，用于风湿及类风湿性关节炎
威灵仙	—	威灵仙液	50%	—	—	祛风湿止痛，通络，用于风湿痛、喉炎
牛膝	+	牛膝液	50%	—	—	祛风湿止痛，用于风湿痛
杜仲	+	杜仲液	—	50%	—	补肝肾，强筋骨，有降压作用，用于高血压
丹参	±	丹参液	—	30%	—	活血祛瘀，调经止痛，凉血，用于肝炎、粘连、血栓闭塞性脉管炎、盆腔炎、神经衰弱
远志	+	远志液	50%	—	—	有镇静，祛痰作用，用于失眠、支气管炎
淫羊藿	—	淫羊藿液	2.5%~5%	—	—	补肾阳，祛风湿，对中枢神经有镇静作用，用于神经衰弱，对性神经有兴奋作用，用于性功能低下
吴茱萸	+	吴茱萸液	—	10%	—	理气止痛，温胃止呕，用于溃疡病、胃肠炎

透入部分	极性	药物	制剂种类：浓度			作用及适应证
			酊剂	煎剂	水溶剂	
川芎	−	川芎液	—	30%	—	活血通经，祛风止痛，用于月经不调、风湿关节痛等
酸枣仁	−	酸枣仁液	—	—	—	宁心安神，敛汗，抑制中枢神经，有镇静作用，用于神经衰弱
马钱子	+	马钱子液	—	1.0%	—	消肿通络，用于喉痹痛疡、周围神经麻痹
五味子	−	五味子液	50%	—	—	敛肺固肾，涩精止泻，生津敛汗，能调节大脑皮层的兴奋和抑制过程的平衡，兴奋呼吸中枢，对多种细菌有抑制作用，用于神经衰弱及皮肤感染
桐树皮	−	桐树皮液	50%	—	—	消肿通经络，祛风湿，用于风湿痛
卤碱	±	卤碱液	50%	—	—	镇静止痛，消肿，通络，扩张血管，降低血压，用于大骨节病、高血压
陈醋	−	陈醋	—	—	—	有抑菌作用。对骨质增生引起周围组织炎性反应，有促进吸收消炎止痛作用，用于骨质增生疾病
地榆	+	—	—	50%	—	收敛止血凉血，清热，消肿，消炎，止痛，对烧伤创面有保护作用，用于肠粘连、烧伤、子宫颈糜烂
苍术	+	苍术液	—	30%	—	燥湿健脾，祛风镇痛，用于风湿性关节炎
豨莶草	+	豨莶草液	—	30%	—	祛风湿，止痛，用于风湿性关节炎
辛夷	−	辛夷液	—	5%	—	通鼻窍，散风寒，收缩鼻黏膜血管，用于鼻窦炎、鼻炎
苍耳子	−	苍耳子液	—	5%	—	通鼻窍，祛风湿，解疮毒用于鼻窦炎、鼻炎

第三节　中医眼科外治法的理论基础

目，五官之首，主司视觉。目虽属局部器官，但与脏腑、经络有着密切的联系。《灵枢·大惑论》曰："五脏六腑之精气，皆上注于目而为之精。精之窠为眼，骨之精为瞳子，筋之精为黑眼，血之精为络，其窠气之精为白眼，肌肉之精为约束，裹撷筋骨血气之精而与脉并为系，上属于脑，后出于项中"。充分揭示了眼的发育及构成是五脏六腑精气作用的结果。而人出生后眼能视万物、辨形状、别颜色，仍需五脏六腑精气的濡养，才能维持正常的功能，有一条能通达上下、表里、内外的通路，方能源源不断地将五脏六腑的精华上输而滋养。人体经络可运行气血，沟通表里，贯穿上下，联络脏腑、器官，把人体有机地连接成一个统一的整体。正如《灵枢·口问》云："目者，宗脉之所聚也"。《灵枢·邪气脏腑病形》曰："十二经脉，三百六十五络，其气血皆上于面而走空窍，其精阳气上走于目而为睛"。若脏腑及经络功能失调，既不能化生精气，亦不能输送精气至目，致使目失气血津液的充养而影响视觉。《太平圣惠方·眼论》曰："明孔遍通五脏，脏气若乱，目患即生；诸脏既安，何辄有损。"《灵枢·经脉》篇云："大肠手阳明之脉……是主津液所生病者，目黄，口干""膀胱足太阳之脉……是动则病冲头痛，目似脱，项如拔……目黄，泪出""肾足少阴之脉，是动则病饥不欲食……坐而欲起，目䀮䀮如无所见""三焦手少阳之脉……是主气所生病者，汗出，目锐眦痛""胆足少阳之脉……是骨所生之病者，头痛、额痛、目锐眦痛。"以上论述均说明眼目所生之病无不与脏腑、经络二者有关，正如《灵枢·经脉》篇云："经脉者，所以决生死处百病调虚实，不可不通。"概括而言，眼部疾病产生的原因是由于经络的失控，因此可以通过激发经络的潜能，使其恢复调控和修复人体的治疗作用。故而内调脏腑，外调经络或针对病灶进行治疗是眼病治疗中不可缺少的治疗手段。

中医眼科外治法是中医外治法的一个分支，它是在整体观念、辨证论治的指导思想下，选择不同的外治手法，通过人体体表、孔窍、穴位给予药物进行贴敷、熏洗、熨或对经络及患处施予针法、灸法以及推拿点穴疏通手法或配合物理刺激疗法，以达到治疗疾病目的的一种治疗方法。眼科外治疗法具有用药无须经体内代谢、安全无损、疗效持久、简便易行等特点。中医眼科外治法历史悠久，源远流长，早在唐朝《外台秘要》中就有金针拨内障手术等外治法的记载。《外台秘要·卷二十一》云："眼无所因起，忽然膜膜，不痛不痒，渐渐不明，久历年岁，遂致失明……此宜用金篦决，一针之后，豁若开云而见白日。"中医眼科外治法发展至今，有些手术技术已被现代医学所代替，有些外治法则采取"古法新用"被优化，近十余年眼科领域专家们从古籍中不断挖掘、检索、整理、研究、开发出适应当代眼病的外治技术，从而进一步丰富了中医眼科外治法。清代外治大师吴师机云："外治之理，亦即内治之理，外治之药，亦即内治之药，所异者法耳。"

一、整体观念

人生活在自然界中，与自然界息息相通。因此，人体内环境与自然界呈现着动态平衡，《四言举要》曰："春弦夏洪，秋毛冬石，四季和缓，是谓平脉"。天气炎热，则气血运行加速，腠理开疏，汗大泄；天气寒冷，则气血运行迟缓，腠理固密，汗不出。这充分说明了四时节气变化对人体生理功能的影响。而当内外环境不相适应或突然改变，或因致病因素的干扰，破坏了这种动态平衡，就会导致疾病的发生。古人总结了"春天洗脚，升阳固脱，夏天洗脚，暑湿可祛，秋天洗脚，肺润肠濡，冬天洗脚，丹田温灼"的足浴歌谣，以适应自然界变化对人体的影响，纠正人体的偏胜或偏衰。同时人体又是一个有机的整体，以五脏六腑为中心，通过经络的作用相互维系。生理上，通过这种有机联系共同完成人体统一的功能活动。病理上，外来病邪可以通过经络由表传里、由上传下，并将脏腑病变反应至相应的体表、肢节、五官等部位；而脏腑病变之间的相互影响也可通过经络起作用。如急性病毒性结膜炎，在眼局部可用祛风清热解毒中药超声雾化治疗，为缓解急性期的疼痛还可在耳尖或太阳穴放血，亦可用菊花、蒲公英加盐足浴，以清热解毒，引热下行。充分体现了"外病外治""通其经络，调其气血"及"上病下治"的中医治疗理念。

二、辨证论治

辨证论治，就是通过对望、闻、问、切四诊所收集的资料进行综合分析，归纳为某种性质的证候，从而确定相应的治疗方法。它是中医治疗学的一大特点。但就眼部疾患而言，以经络辨证为基础，结合脏腑辨证、八纲辨证及五轮辨证，最后确定眼病的病位、病性，在辨证的原则上选用不同的外治疗法。如外感风热为患的眼疾，可运用疏风清热的中药液超声雾化，对风重于热者可配合拔罐疗法以祛风泄热，而对热重于风者则可选用放血疗法以清热排毒逐瘀。再如眼底出血的患者，若因气滞血瘀，血溢络外者，可予针刺疗法、刮痧拔罐疗法或推拿点穴疗法以疏通经络，消除瘀阻；若因肝阳上亢者可予醋调吴茱萸贴敷涌泉穴、艾灸疗法或足浴疗法引热下行；若由脾不统血，血溢络外者，则可用健脾益气的药物贴敷神阙穴或采用雷火灸中脘、神阙、足三里等穴位，以达到补益脾气之效；若因阳气亏虚，血液运行迟缓而致血溢络外者，可用姜疗温阳透骨疗法或艾灸疗法。通过内、外相结合的辨证施治，可调节脏腑功能，使机体内外环境趋于平衡，阴阳调和而病治愈。

三、辨病与辨证结合

辨证施治是中医诊疗的精髓之一，但许多眼科疾病的诊断及发展变化仅靠辨证论治尚不完善，特别是现代先进检查仪器在眼科领域的应用，使中医望诊方面得到延伸和扩展。如眼底出血的患者，通过检眼镜可窥见眼底出血、硬性渗出或血管闭塞、瘀曲扩张等，治疗时可采取活血化瘀、软坚散结中药离子导入；亦可用活血化瘀针剂进行穴位注射；或使用刺络拔罐疗法以达到逐瘀排毒、除湿通络目的；若因肝阳上亢者可用盐水足浴或涌泉穴贴敷疗法；而葡萄膜炎以及反复发作的病毒性角膜炎、过敏性结膜炎一类的眼部疾病可用穴位埋线疗法协调脏腑、平衡阴阳、疏通经络、调和气血、补虚泻实、扶正祛邪及免疫双向调节。总之，辨证施治是进行中医外治的前提；而辨病施治是提高中医外治疗效的基础，两者相互补充，相辅相成，缺一不可。

四、自调心身健康

内源性眼病或久治不愈的眼部病变多与七情致病有关，情志因素不仅可以直接导致多种眼部疾患的发生，而且还对所患眼病的转归起着重要作用。临床上可采取心理引导术对其进行调理，效果颇佳。"导引"一词数见于《黄帝内经》中，如《素问·异方法宜论篇》云："中央者，其地平以湿，天地所以生万物也众。其民食杂而不劳，故其病多痿厥寒热。其治宜导引按跷。"古人对导引术的理解有广义与狭义之分，广义之导引指静的、动的修炼。静者，乃今所指的"禅坐"调吸或静心瑜伽等；动者，多指传统的五禽戏、八段锦、太极拳及现代的禅舞等。而狭义之导引仅指动功的修炼。导引术能够起到内调五脏六腑、气血经络，外修形体官窍的作用，从而使身心得到放松。眼科临床工作者经常在诊疗过程中传授导引术或以授课方式教授导引术，有利于患者眼部疾病的改善。因此，导引术对于眼疾的治疗起到了重要作用。

第四节　提高外治法临床疗效的思路与方法

中医外治法是中医治疗学的重要组成部分，它是以中医基础理论为指导，包括所有施于皮肤、孔窍、腧穴及病变局部的各种独特治疗方法。其种类已达 150 余种之多，较中药内服法更为丰富而实用。

中医外治法，因其简、便、廉、捷、验的特点而千载不衰。它不仅在外科、骨伤科、皮肤科、五官科、肛肠科等外部疾病的治疗中显示了中医学的治疗特色，而且对内科、妇科疾病也有显著疗效，尤其对老幼虚弱之体，攻补难施之时或"不肯服药之人""不能服药之症"，中医外治法可以取得与内服法殊途同归、异曲同工之效，更有内服法所不及的诸多优点。对一些疑难杂症，也往往获得令人惊奇的效果。

一、施治之要首当辨证

外治之理即内治之理，坚持中医基础理论为指导，严格遵循辨证论治的原则，是提高中医外治临床疗效的关键之所在。外治之宗吴师机强调指出，必须"先辨证，次论治，次用药"。并申明辨证有五：一审阴阳，二察四时五行，三求病机，四度病势，五辨病形，精于五者，方可辨证分明。辨证是施治的前提和依据，只有确定疾病的阴阳、表里、虚实、寒热之属性，抓住本质，把握病证的标本缓急，才能正确施治，达到预期效果。

二、根据病变部位与病情需要确定疗法

病有在表与在里、局部与整体之别，而外治法亦有施用于体表、腧穴、五官九窍及病变局部之不同。因此，正确选择外治方法，有的放矢，是提高外治临床疗效的又一重要环节。如①根据脏象学说，选取窍道作为治疗途径。五脏与六腑互表里，各司其窍，脏腑有病可反映于窍道，窍道给药又可作用于所属脏腑，以补偏救弊，调整阴阳，达到治疗内在脏腑病证之目的。例如常用的点眼、嗜鼻、吹喉、滴耳、灌肠等。以肺脏为例，肺居上焦，主表，开窍于鼻、咽属肺系。鼻、咽喉的通气和嗅觉、发音功能与肺的生理活动密切相关。因此，临床上对肺部及肺系疾病选用滴鼻、嗅闻、塞鼻、嗜鼻、雾化吸入等外治法进行治疗，多收良效。正如吴师机所说，"大凡上焦之病，以药研细末、嗜鼻取嚏发散为第一捷法"。②根据腧穴功能，确定治疗方法。不同的穴位有不同的功能与主治，尤其是某些特定腧穴，对相应的脏腑病证有着特殊治疗作用。从临床实践看，针刺、灸疗、穴位贴药、穴位注射等确有奏效快、疗效高的特点。

三、因人因时因地制宜

中医学认为"天人相应"，大自然千变万化、寒暑交替，时刻都影响着

人体的生理与病理，而人体本身又有禀赋、体质、性别、年龄的不同，以及生活习惯和环境等差异，因而运用外治疗法，就必须注意到自然因素和人的因素，即所谓因时、因地、因人制宜。也就是说，不但要区别老幼、男女、体质的强弱，而且要结合季节、气候、地域的不同，以选择最佳的外治方法。

第二章

临床应用

第一节　麦粒肿

麦粒肿属中医的"针眼"范畴。麦粒肿又称急性睑腺炎，是眼睑腺组织的一种急性化脓性炎症。临床上以眼睑缘皮肤局限性红肿、胀痛，3~5 日后化脓溃破而肿痛渐消为特点。睫毛毛囊或附属的皮脂腺感染称外麦粒肿，睑板腺感染称内麦粒肿，主要由金黄色葡萄球菌感染眼睑腺所致。本病与季节、气候等无关。可单眼或双眼发病。

1. 临床诊断

（1）胞睑局部红肿疼痛。

（2）胞睑边缘扪及麦粒肿样硬结，疼痛拒按。

2. 中医分型

（1）风热客睑证：初起胞睑局限性肿胀，痒甚，微红，可扪及硬结，疼痛拒按；舌苔薄黄，脉浮数。

（2）热毒壅盛证：胞睑局部红肿灼热，硬结渐大，疼痛拒按，或白睛红赤肿胀突出于睑裂；或伴口渴喜饮，便秘溲赤；舌红苔黄，脉数。

（3）脾虚夹邪证：针眼屡发，或针眼红肿不甚，经久难消；或见面色无华，神倦乏力，小儿偏食，纳呆便结；舌淡，苔薄白，脉细数。

一、药物外治法

（一）贴敷法

🥄处方 001

如意黄金散（大黄、姜黄、黄柏、天花粉、生天南星、苍术、紫厚朴、甘草、白芷、陈皮各等量）。

【用法】将上述中药碾成粉备用，用时药粉与蜂蜜以容量 1∶1 调成糊状，用纱布包裹外敷于患处。每次外敷 30~60 分钟，每天 3 次。

【适应证】早期麦粒肿：麦粒肿且没有成型脓点者。

【注意事项】药物现配现用；嘱患者不要揉眼，防药物进入眼内引起刺激，或摩擦损伤角膜。

【出处】《湘南学院学报（医学版）》2016，18（1）：57-58.

处方 002

吴茱萸 10g。

【用法】吴茱萸 10g 粉末备用，用时加入 3~4ml 醋制成糊状，将准备好的药膏放入穴位贴，每晚就寝前敷于双足底涌泉穴，早起揭除。

【适应证】小儿多发性麦粒肿：反复多次"麦粒肿"病史，屡愈屡发的麦粒肿。

【注意事项】皮肤溃烂者慎用，药粉随用随配。

【出处】《心理月刊》2019，（15）：228.

处方 003

复方白芥子膏。

【用法】患者取俯卧位将背部暴露后，取大杼、风门穴分别以乙醇（浓度为 75%）进行常规消毒，并将内含白芥子、生半夏、生南星、斑蝥的灸药复方白芥子膏与蜂蜜进行调和后置于棉签上，形状约米粒大小为宜，随后贴敷于患者相应的穴位之上，并以胶布进行固定，1 日后方可取下。胶布取下后，敷药的穴位有水疱出现，如水疱出现破裂迹象，则采用干净的敷料对水疱部位进行外敷，连续贴敷 1~3 日；如水疱并未出现破裂迹象，则待患者身体自行吸收即可。

【适应证】早期麦粒肿。

【注意事项】皮肤溃烂者慎用。

【出处】《世界最新医学信息文摘》2016，16（61）：93.

处方 004

鱼石脂软膏。

【用法】外眼睑局部外敷鱼石脂软膏，覆盖全部红肿范围，使用一次性无菌纱布覆盖患眼。每 24 小时换药 1 次，每次换药时，先将原药膏用 0.9% 氯化钠溶液冲洗干净，再重新敷药。

【适应证】早期麦粒肿：症见胞睑局部红肿、痒痛，按之有硬结，伴压痛，无化脓。

【注意事项】嘱患者尽量不要频繁眨眼，以免软膏进入眼内引起疼痛刺激。

【出处】《人民军医》2015，58（8）：957-928.

处方 005

天花粉、天南星、生地黄、蒲公英各等量。

【用法】将上药焙干研成细末，用食醋和液状石蜡油调成膏状，经高压消毒后备用。治疗时根据针眼的大小，用不同量的膏剂，涂在纱布或胶布上贴敷患眼局部，每日换药 1 次，3 次为 1 个疗程，或病愈停用。

【适应证】热毒壅盛型麦粒肿（针眼）。

【注意事项】眼睑皮肤溃破者禁用；药粉用时再配。

【出处】《新中医》1981，（8）：7.

（二）涂擦法

处方 006

新鲜鸭跖草茎 1 寸长许 1 段。

【用法】上药洗净，用手挟持呈 45°，置于酒精灯火上燃烧上段草茎，即可见下段有水珠泡沫液体滴出，将此液体涂于患处及其周围，每日 3~5 次，2 天为 1 个疗程。

【适应证】适于麦粒肿初起：胞睑局限性肿胀，痒甚，微红，可扪及硬结，疼痛拒按。

【注意事项】眼睑皮肤溃破者禁用。

【出处】《浙江中医杂志》1983，18（1）：43.

（三）熏蒸法

处方 007

金银花 20g，蝉蜕 15g，菊花 20g，桑叶 30g，蒲公英 30g，夏枯草 30g。

【用法】将上述药物装入专用布袋，水槽内加水，水要淹没药袋且符合熏蒸水位标准。先将熏蒸床通电加热使其产生蒸汽，后将熏蒸温度调至50℃开始熏蒸患眼，每次 15 分钟，每天 3 次。每剂中药可连用熏蒸治疗3 次。

【**适应证**】早期麦粒肿：症见眼局部红肿、痒、痛，按之有硬结，压痛明显。

【**注意事项**】注意蒸汽温度，以免烫伤皮肤。

【**出处**】《中国民间疗法》2013，21（11）：33.

处方 008

冰片 15g。

【**用法**】将冰片 15g 用消毒干纱布包裹放入热喷治疗仪的网兜内，加医用蒸馏水至水位标准，通电加热使其产生蒸汽。患眼距离治疗仪蒸汽出口喷嘴 30cm 左右进行熏蒸，以温热为度。每次熏蒸 10~15 分钟，每天 1 次。

【**适应证**】各型麦粒肿：症见眼睑皮肤局限性红、肿、热、痛，触之有硬结，眼睑触痛明显，未发现脓头。

【**注意事项**】注意熏蒸温度，以免烫伤皮肤。

【**出处**】《新中医》2010，42（6）：81–82.

（四）湿敷法

处方 009

鲜地黄根 50g。

【**用法**】将鲜地黄根 50g 洗净，捣碎，挤成汁盛放于干净瓶内，每天 4次用棉签将鲜地黄汁涂抹在眼患处，红肿严重处可湿敷 20 分钟。连续治疗5 天为 1 个疗程。

【**适应证**】麦粒肿：胞睑局部红肿疼痛；胞睑边缘扪及麦粒肿样硬结，疼痛拒按。

【**出处**】《中国试验方剂学杂志》1998，4（6）：2.

（五）点眼法

处方 010

石胆粉 0.3g，黄连去须、黄柏去粗皮各 1g，蕤仁去皮、铜青、芒硝各 15g。

【用法】将上药入乳钵中，重研令极细匀，瓶装备用。治疗时取黍米样大药粉，点患者眦头，每日 2~3 次，3 天为 1 个疗程。

【适应证】主治麦粒肿肿痛不得开。

【注意事项】①点入药物应严格消毒处理，药水应用蒸馏法取汁，药粉应高压消毒。②只能将药点入针眼处。

【出处】杨维周.《中医眼科历代方剂汇编》科学技术文献出版社.

（六）中药超声雾化

处方 011

菊花 10g，防风 10g，薄荷 10g，黄连 10g，红花 5g，蒲公英 10g，连翘 10g，白芷 10g，茯苓 10g。

【用法】将上药制成药液稀释后加入雾化器内，1 日两次，每次 15 分钟。

【适应证】初期麦粒肿：症见局部红、肿、热、痛，按之有硬结，压痛明显。

【出处】《内蒙古中医药》2016，（16）：47–52.

处方 012

紫草、金银花、荆芥、薄荷各 15g，防风 10g，野菊花 15g，板蓝根 30g。

【用法】诸药用冷水浸泡 30 分钟后急煎，取汁 50ml 以两层纱布滤过，加入超声雾化泵内制成气雾剂，喷雾口对准患眼，距离 5~10cm，眼浴 10~15 分钟 / 次，每天 2 次，7 天为 1 个疗程。

【适应证】婴幼儿麦粒肿：患病 1 天至 1 周不等，多为 2~5 天，症见眼睑红肿疼痛，可触及轻度硬结，有明显触痛。

【出处】《河北中医药学报》2010，25（1）：33.

二、非药物外治法

（一）刺络拔罐法

处方 013

根据麦粒肿位置取穴位：若位于上眼睑，可于阳白穴、攒竹穴、鱼腰穴施针；若位于下眼睑，可于承泣穴、四白穴、睛明穴施针。

【操作】针刺：行针刺治疗前，先对施针穴位行常规消毒，利用左手拇指和食指固定耳廓，中指依托耳背，右手于穴位施针，每 5 分钟强刺激 1 次，刺激 4 次后拔针。拔罐：辅助患者取俯卧位，充分暴露背部，并对针刺部位行消毒处理，术者利用三棱针于患者肩胛取皮肤淡红色皮疹处行挑刺处理，挑刺结束后，在皮疹挑刺部位进行拔罐，待挑刺部位出血 0.5ml 时起罐，并使用棉球按压止血。

【适应证】儿童反复性麦粒肿（病程 1 周内，未见脓者）。

【注意事项】凝血机制异常及血小板严重减少者禁用此法。

【出处】《新中医》2015，47（1）：215-216.

处方 014

大椎穴。

【操作】患者正坐，头稍前倾，大椎穴常规消毒后，医者左手固定皮肤，右手持一次性三棱针，快速点刺 3~5 下，然后以闪火法局部拔罐 5~10 分钟，出血以 3ml 左右为度。每日 1 次，4 次为 1 个疗程。

【适应证】实热证麦粒肿：症见眼睑患处红肿热痛或睑缘或睑板处触及小硬结或成脓时睑缘或睑内面有脓点等，病程在 1 星期内。

【注意事项】血小板减少或凝血功能较差者及有心脑血管疾病、肝肾功能不全者禁用。

【出处】《上海针灸杂志》2016，35（6）：704-706.

（二）刮痧法

处方 015

刮痧板。

【操作】患者取俯卧位，暴露后背部，涂少许刮痧油，用刮痧板以 45° 角沿膀胱经单向轻刮 5 分钟，用力均匀，找出痧疹较密集的部位，即疹点，再在疹点处加大力度重点刮，以出现紫红色痧疹为度。每日 1 次，4 次为 1 个疗程。

【适应证】实热证麦粒肿：症见眼睑患处红肿热痛或睑缘或睑板处触及小硬结或成脓时睑缘或睑内面有脓点等，病程在 1 星期内。

【注意事项】血小板减少或凝血功能较差者及有心脑血管疾病、肝肾功能不全者禁用。

【出处】《上海针灸杂志》2016，35（6）：704–706.

（三）放血疗法

处方 016

取穴：①主穴：耳尖、太阳、攒竹、关冲、少泽；②配穴：商阳、少商。

【操作】于耳尖静脉处以手上下推按，以使血液聚集耳部，常规消毒，右手持三棱针，迅速刺入 0.3cm 左右立即出针，轻轻按压针孔周围，使出血数滴后以消毒干棉球按压针孔，隔日 1 次。关冲、少泽穴以手从上至下推按，使手尖有充分的血供，常规消毒后用三棱针点刺，令出血 2~3 滴。若麦粒肿近内眦用攒竹穴，近外眦用太阳穴。常规消毒后提起局部皮肤，以三棱针快速点刺至出血 2~3 滴。若便秘加商阳穴，若咽痛加少商穴，均隔日 1 次，共治疗 3 次。

【适应证】实热证麦粒肿：症见胞睑局部红肿灼热，硬结渐大，疼痛拒按，或白睛红赤肿胀突出于睑裂。

【注意事项】治疗前应对患者血常规及凝血功能予以有效检查，部分血小板较少，且凝血机制障碍者禁用。

【出处】《中国实用医药》2019，14（15）：134–135.

处方 017

足三趾、肩胛区反应点。

【操作】①下眼睑麦粒肿：嘱患者坐位或仰卧位，充分暴露患侧足趾，在足三趾（足大趾、次趾及中趾）处按揉至局部充血，对足三趾及术者左手拇指、示指常规消毒后，左手固定趾端，右手持消毒的三棱针快速点刺足三趾趾腹 1~3mm，不留针，出针后反复捏挤局部使之出血，一般每个趾腹 5~10 滴为度，根据患者情况酌情增加出血量，放血时用酒精棉球擦拭，最后用消毒干棉球压迫止血，每次点刺同侧足三趾。②上眼睑麦粒肿：嘱患者取俯卧位，充分暴露背部，在患者两肩胛间足太阳膀胱经循行区域探寻一些反应点（如小米粒大小的淡红色小红点，按之不褪色），对肩胛区及术者左手拇指、示指常规消毒后，

右手持消毒的三棱针快速点刺反应点，每次取 3~4 个反应点，不留针，局部点刺后拔罐，约 5~10 分钟取下玻璃罐，用酒精棉球消毒。

【适应证】实热型麦粒肿。

【注意事项】凝血机制异常及血小板严重减少者禁用此法。

【出处】《中医外治杂志》2018，27（1）：35.

处方 018

攒竹、太阳、二间、内庭。

【操作】先取攒竹、太阳、二间、内庭常规针刺，泻法，留针30分钟。上眼睑麦粒肿在足太阳膀胱经肩胛循行区域找米粒大小的红点，常规消毒后用三棱针点刺出血，再用手挤压至血的颜色变淡为止；下眼睑麦粒肿则取足阳明胃经循行处足中趾，常规消毒后用三棱针点刺出血，再用手挤压至血的颜色变淡为止。

【适应证】实热证麦粒肿：症见胞睑局部红肿灼热，硬结渐大，疼痛拒按，或白睛红赤肿胀突出于睑裂。

【注意事项】①操作时应严格按照无菌要求施针，以免造成医源性感染；②凝血功能低下患者不宜用此法。

【出处】《中国民族医药杂志》2015，3：12.

处方 019

耳尖穴。

【操作】在病眼同侧耳廓最高点处（即耳尖穴）反复按摩，常规酒精消毒后，用左手拇、食指从耳廓内外两侧捏住耳尖附近皮肤，右手持消毒的毫针或三棱针对准耳尖穴速刺约 2mm；出针后沿耳廓由下向上挤捏，放血 3~4 滴，消毒棉签压迫止血片刻即可。每日 1 次，连针 3~5 天。

【适应证】麦粒肿：症见眼睑皮肤红肿热痛，局部可触及硬结，可伴发热，耳前及颏下淋巴结或有肿大。

【注意事项】①操作时应严格按照无菌要求进行施针，以免造成医源性感染；②操作要熟练，针刺深度既不宜过浅，也不宜过深，进针速度要快，以减少疼痛；③适当放血，不宜过多和过少，对于热毒较盛的患者可放血 12~15 滴；④凝血功能低下患者不宜用此法；⑤服药期间清淡饮食，忌食辛辣。

【出处】《针灸临床杂志》2014，30（7）：55-56.

处方 020

患眼侧耳垂眼穴。

【操作】患者取坐位，按摩患眼侧耳垂，使血液聚集于耳垂部，以眼穴为中心，用酒精棉球常规消毒，用 1 寸毫针或三棱针迅速点刺，使出血 3~5 滴（绿豆大小）即可，再用无菌干棉签按压针孔止血，每日 1 次。

【适应证】小儿麦粒肿风热型：初起，以胞睑局部微肿、微痒、微痛为主症，并伴有头痛、发热、全身不适等外感风热之全身症状，苔薄黄，脉浮数。

【注意事项】①严格按照无菌要求施针；②凝血功能低下患者不宜用此法。

【出处】《实用中医药杂志》2018，34（3）：315-316.

（四）推拿法

处方 021

头面部取攒竹、鱼腰、丝竹空、太阳穴；上肢部取外关、后溪、合谷穴；下肢部取三阴交、申脉穴。

【操作】以右眼麦粒肿为例，患者取仰卧位，医者立于患者右侧。①头面部：取攒竹、鱼腰、丝竹空、太阳穴。用一指禅推揉法自攒竹穴至太阳穴，由内而外，周而复始，手法轻柔耐受，约1~2分钟。②上肢部：取外关、后溪、合谷穴。以俯掌的姿势，在前臂背侧，腕横皱纹向上二指宽处，用一指禅推外关穴1分钟。再嘱患者将施术的手腕稍抬高，放松，医者用双手握住并同时操作，以右手的拇食指按揉合谷穴，左手的拇食指按揉后溪穴，稍稍用力，以有酸胀感为佳。约1~22分钟。③下肢部：取三阴交、申脉穴。患者侧卧位，自然放松，小腿内侧朝上，按揉三阴交1分钟，再翻转身体，小腿外侧朝上，点揉申脉穴，使酸胀感向小腿方向传导，刺激约1分钟。以上操作手法1天1次，3天为1个疗程。

【适应证】麦粒肿：症见眼睑局部红、肿、热、痛，可触及硬结及压痛，结膜面充血、水肿，但未成脓，耳前淋巴结未触及明显肿大及压痛。

【注意事项】手法轻柔，切忌暴力。

【出处】《浙江中西医结合杂志》2013，23（8）：644-645.

（五）针刺法

处方022

太阳、攒竹、完骨、承泣、颧髎、风池、翳风和天柱等。

【操作】运用体液回流针法治疗。采用皮下针刺法对太阳、攒竹、承泣、颧髎实施针灸，毫针长度为0.22mm×40mm，左手提捏进针点两侧皮肤，右手持针，在与皮肤呈15°~25°角时刺入，并使其在皮下浅筋膜层推进。太阳、颧髎针刺方向均为耳门、听宫，攒竹和承泣则分别为鱼腰、四白。其余穴位均取患侧，0.30mm×40mm毫针针刺，深度以25~35mm宜，1次/天，共治疗3天。

【适应证】风热客睑型麦粒肿：主症为眼睑肿胀、发热恶寒、焮热痒痛、球结膜水肿；次症为扪及硬结、睑结膜充血、黄色脓点、压痛；舌淡，苔薄黄，脉弦。主症1项及次症2项以上。

【注意事项】凝血功能障碍或血小板减少者，妊娠及哺乳期妇女，严重心、肝、肺、肾等原发性疾病患者，肝炎、肺结核等传染性疾病患者禁用此法。

【出处】《针灸临床杂志》2018，34（11）：23-26.

处方 023

在两肩胛区，第 1~7 胸椎两旁之患侧，探寻类似丘疹样稍突起于皮肤的、呈淡红色或红色、压之不褪色的反应点，即"疹点"。

【操作】局部行常规消毒后，左手捏起疹点处，右手持三棱针（1 号或 2 号）挑破疹点皮肤 0.2cm，同时挑断皮下纤维组织如头发丝样数条，挤出少量黏液或血水，用无菌干棉球擦去，反复 2~3 次，然后用创可贴覆盖固定。隔日 1 次，一般 1~2 次即可治愈，必要时再进行第 3 次挑治。

【适应证】麦粒肿：症见单侧麦粒肿，病灶或如绿豆或如黄豆，大小不一，甚或影响视线，局部红肿痒痛，或有脓点形成。

【注意事项】挑刺后注意局部皮肤卫生，预防感染。

【出处】《光明中医》2012，27（12）：2496-2497.

（六）灯火灸法

处方 024

粗灯芯 1 根。

【操作】在患者胸椎两旁及肩胛附近寻找色红或黑或棕褐色，形如粟米的皮肤 2~3 点，先用三棱针挑破，微微见血，然后在针眼上按灯火灸法各灸 1 燋，对麦粒肿初起未化脓者，次晨即可消散。

【适应证】对已化脓者无效，但在消退后灸治，可免复发。

【注意事项】①眼睑皮肤溃破者禁用；②刺后注意局部皮肤卫生，预防感染。

【出处】《新中医》1982，（6）：26.

（七）无瘢痕灸法

处方 025

后溪。

【操作】取后溪穴（病左取右，病右取左），将艾炷置穴位上行直接灸，待艾炷烧为灰，再加一二炷，连续灸至三壮为止。主治麦粒肿。一般患者施灸 1 次可愈；如反复发作的患者，施灸两次后可根治。

【适应证】各型麦粒肿：症见胞睑局部红肿疼痛；胞睑边缘扪及麦粒肿样硬结，疼痛拒按。

【注意事项】眼睑皮肤溃破者禁用。

【出处】《新中医》1985，17（1）：31.

综合评按：麦粒肿属中医的"针眼"范畴，是眼睑腺组织的一种急性化脓性炎症。该病名见于《证治准绳》，《诸病源候论·目病诸候·针眼候》曰："此由热气客在眦间，热搏于津液所成"。应用中药外治法能使初起者消散而愈，已化脓者则促进速溃，反复发作者可予以根治。该法是临床上较常用的方法，对于幼儿及不愿服药的患者，更为适宜。针眼的中药外治，多不需特别辨证，简便易行，费用低廉。文中选列诸法，各有特点，临症时可灵活选用：贴敷、点眼，局部施治，药简效宏，但需备药待用，以患者多者为宜。灸治二法，方法简便，疗效显著，但略有痛苦是其不足。熏洗法用药灵活，轻重咸宜，效捷是其长。涂搽、湿敷，就地取材，药简效佳，尤适于病员自行施治。以上方法，一般择其一即可，也可多法配合，如熏洗后贴敷，或涂搽，或点眼等，能进一步提高疗效。

第二节　霰粒肿

霰粒肿属中医的"胞生痰核"范畴。霰粒肿也叫睑板腺囊肿，是睑板腺特发性无菌性慢性肉芽肿性炎症。临床上多见于青少年或中年人，表现为眼睑皮下圆形肿块，胞睑肤色正常，可见硬核凸起，触之有如米粒或小豆的硬核，按之不痛，与皮肤无粘连；睑内面呈局限性紫红或灰蓝色隆起；硬核自行溃破，可见睑内肉芽。睑板腺囊肿如有继发性感染，则形成急性化脓性炎症，临床表现与内睑腺炎相同。

1. 临床诊断

（1）胞睑皮下可触及圆形大小不等核状硬结，按之不痛，皮肤推之能移，核大者皮肤面稍隆起，睑内呈紫红色。

（2）若自行破溃，在睑内排出胶样物，并可在睑内形成肉芽。

（3）核小者无不适，核大者有重坠感，若复感外邪可出现红、肿、痛；若自睑内穿破者，可引起磨疼。

2. 中医分型

（1）痰湿结聚证：胞睑内生硬核，隆起，不红不痛，皮肤推之能移，病程缓慢，逐渐增大。苔薄腻，脉滑。

（2）痰热搏结证：痰核处皮色微红肿，初硬渐软，按压疼痛，相应睑结膜面呈紫红色。舌红，苔薄黄腻，脉滑数。

一、药物外治法

（一）涂擦法

处方 026

金刚藤胶囊。

【制法】金刚藤胶囊内容物 25.0%，聚乙烯醇 15.0%，海藻酸钠 5.0%，甘油 5.0%，蒸馏水 50.0%。将处方中各组分放入容器中充分搅拌，置恒温水浴锅加热至 70℃溶解后，不断搅拌至透明状态，晾置 24 小时。

【用法】每晚睡前涂抹于患处，晨起洗去，12 次为 1 个疗程。

【适应证】痰湿结聚和痰热搏结型霰粒肿。

【注意事项】眼睑皮肤溃破者禁用。

【出处】《中国社区医师》2016，32（27）：94-96.

（二）熏蒸法

处方 027

化坚二陈汤加减（陈皮 20g，半夏 10g，茯苓 10g，甘草 6g，白僵蚕 10g）。

【制法】将上述药物熬成煎剂。

【用法】将上述煎剂，趁热倒入小口径容器中，用剪有眼睛大小孔的厚纸杯一端罩住容器，另一端对准患眼，利用中药热汽熏蒸患眼，药液温度以患者能忍受、不导致烫伤为度，以 50~70℃为宜，当药温下降、热汽减少时，需加温后再次熏蒸，每次 15 分钟，每日 2 次；操作过程中，嘱患者轻闭眼睛，使热汽作用于眼睑部皮肤，注意询问患者的感觉，随时调整距离。

【适应证】各型霰粒肿：症见眼睑皮下触及直径小于 1cm 的硬结，无压痛，无红肿热痛。

【注意事项】注意熏蒸温度，勿灼伤皮肤。

【出处】《护理研究》2015，29（6）：2297–2298.

（三）外洗法

🥣处方 028

防风（去叉）60g，秦皮（去苗叶）60g，甘菊花 60g，栀子仁 15g，蕤仁（水浸去皮）15g，葳蕤 15g，竹叶 1 握。

【制法】上药打碎均匀，每次取 30g 水煎，去渣，药液备用。

【用法】取药液加热至适宜温度外洗患处，每日洗 1~2 次。

【适应证】各型霰粒肿：症见眼睑皮下触及圆形大小不等的硬结，无压痛，皮色正常，与皮肤无粘连，翻转眼睑可见黯红色或灰蓝色隆起。

【注意事项】温度适中。

【出处】《普济方》。

（四）敷药法

🥣处方 029

消结散（白芷、黄芪、防风、细辛、当归、杏仁）。

【制法】取白芷、黄芪、防风、细辛、当归、杏仁等按比例混合成粉剂 25~35g，使用适量麻油将消结散调成膏状。

【用法】将调制好的膏状物置于一层纱布内，隔纱布敷于患处，敷药前先热敷患处半小时，敷药时间为 3~6 小时。一般在晚上睡前用药，每晚敷一次，7 天为 1 个疗程，次日晨取下即可。

【适应证】反复发作的霰粒肿。

【注意事项】注意观察夜间有无不适现象，如有红肿、瘙痒、辣痛等现象，立即取下。

【出处】《当代护士》2019，26（9）：102–104.

处方 030

紫金锭。

【制法】取紫金锭 10 粒，研碎为粉，加入凡士林油中，按 2：3 比例制成膏。

【用法】敷药前先用棉球擦拭患处，再将已制好的药膏均匀涂抹于无菌纱布上敷于患眼，最后用胶带固定。敷药一般每 6~8 小时，每日 1 次，于睡前敷用。治疗 7 天为 1 个疗程，共治疗 1 个疗程。

【适应证】儿童霰粒肿（痰热阻结型）：症见睑内生核状硬结，皮色微红，触之不痛，与皮肤不粘连，睑里相应部位色呈紫红，胞睑有重坠感，舌红，苔黄腻，脉濡数。

【注意事项】敷药前询问患者有无敏史，过敏体质者禁用。敷药时嘱患者闭目休息，防药膏进入眼内损伤结膜和角膜。敷药后如出现局部皮疹、瘙痒等情况时，及时取下并给予对症处理。

【出处】《云南中医中药杂志》2016，37（12）：40–41.

处方 031

如意膏（姜黄、大黄、黄柏、苍术、厚朴、陈皮、甘草各等量）。

【制法】将上述药物研成末，过 120 目药筛后，加入医用凡士林油膏中熬成药膏。

【用法】敷药前先用棉球擦拭患处，再将已熬制好的如意膏均匀涂抹于无菌纱布上外敷于患眼，最后用胶带固定。敷药时根据患者年龄及肿物大小而定，一般 6~8 小时，每日 1 次，于睡前敷用。

【适应证】各型霰粒肿：症见眼睑皮下触及直径小于 1cm 的硬结，无压痛，无红肿热痛。

【注意事项】敷药前询问患者有无过敏史，过敏体质者禁用。敷药时嘱患者闭目休息，防止药膏进入眼内损伤结膜和角膜。敷药后如出现局部红疹、瘙痒等情况时，及时取下并给予对症处理。

【出处】《护理研究》2015，29（6）：2297–2298.

处方 032

吴茱萸 10g

【制法】吴茱萸 10g 研细末后，用米醋（总酸度大于等于 3.5g/100ml）调匀。

【用法】每日睡前将调好的药膏敷于双足涌泉穴，1 周连敷 5 天。

【适应证】小儿霰粒肿。

【注意事项】鉴于小儿皮肤娇嫩，调和所用醋的总酸度大于等于 3.5g/100ml 为宜，否则可烧灼皮肤，引起局部起疱。

【出处】《实用中医药杂志》2016，32（9）：877–878.

二、非药物外治法

（一）壮医药线点灸疗法

处方 033

取双侧隐白穴。

【操作】取壮医特制药液浸泡过的，直径 0.7mm 的 2 号苎麻药线。患者取端坐位，按《壮医药线点灸疗法》中的施灸方法操作。点灸：施灸时手持药线，在酒精灯上点燃，在火苗最旺时，迅速将带有火苗的药线直接点按在穴位上。一按火灭为 1 壮，一般 1 个穴位点灸 3 壮至 4 壮即可。7 天为 1 个疗程，一般治疗 1~2 个疗程。熏灸：患者再取卧位，灸患处睑板内外。施灸时手持药线，在酒精灯上点燃，在火苗最旺时迅速对准霰粒肿部位施灸，可顺时针回旋灸，也可雀啄灸。火苗欲熄灭时重新在酒精灯上点燃，随时弹灰，以免火星或灰烬掉进眼睑内。只要患者能够耐受，尽量接近患处。每次 10~15 分钟，每天灸 1 次。7 天为 1 个疗程，一般治疗 1~2 个疗程。

【适应证】反复发作的霰粒肿。

【注意事项】点灸后，嘱患者保持局部创面清洁干燥，不可用手抓挠，防止创面感染。熏灸后患处会有温热感或局部痒感，患者不要用手搓揉患处。

【出处】《当代护士》2019，26（9）：102–104.

（二）艾灸法

处方 034

大骨空穴。

【操作】患者取坐位，双手微握拳，虎口向上置于桌上，取艾绒捏成3cm 高艾炷置于大骨空穴，点燃后以患者自觉皮肤烫为准熄灭，双手各灸五壮。每周 3 次，10 次为 1 个疗程。

【适应证】用于霰粒肿：症见胞睑皮下可触及圆形大小不等核状硬结，按之不痛，皮肤推之能移，核大者皮肤面稍隆起，睑内呈紫红色。

【注意事项】点灸后，嘱患者保持局部创面清洁干燥，不可用手抓挠，防止创面感染。

【出处】《针灸易学·眼目门》。

（三）灯火灸法

处方 035

在患者胸椎两旁及肩胛附近寻找色红或黑或棕褐色，形如粟米的皮肤2~3 点。

【操作】先用三棱针挑破，微微见血，然后在针眼上按灯火灸法各灸1 燋。

【适应证】各型霰粒肿：症见胞睑皮下可触及圆形大小不等核状硬结，按之不痛，皮肤推之能移，核大者皮肤面稍隆起，睑内呈紫红色。

【注意事项】患者不可用手抓挠，不要用手搓揉患处。

【出处】《新中医》1982，（6）：26.

（四）针灸法

处方 036

脐部。

【操作】取脐针坎位、离位，震位，巽位。脐部常规消毒后，选用0.25mm×25mm 一次性针灸针，以脐蕊为中心，呈放射性地向相应的脐壁横刺，捻转进针，进针深度 0.5 寸，针柄相连，留针 30 分钟。同时嘱患者

闭目，予以艾条灸悬灸患者上眼睑部 30 分钟，以患者有温热感为度。隔日
1 次。

【适应证】各型霰粒肿：症见胞睑皮下可触及圆形大小不等核状硬结，
按之不痛，皮肤推之能移，核大者皮肤面稍隆起，睑内呈紫红色。

【注意事项】艾灸眼睑时注意温度，不要烫伤皮肤。

【出处】《中国中医眼科杂志》2018，28（6）：368-369.

（五）火针法

处方 037

大骨空（穴位在大拇指背侧指间关节横纹中点）。

【操作】患者取坐位，双手微握拳，虎口向上置于桌上。穴位先做常规
消毒处理，取中号平顶头火针在酒精灯上烤至通红发白，然后迅速点按双
手的大骨空穴，女性先右后左，男性先左后右。3 天 1 次，3 次为 1 个疗程，
疗程结束后随访 3 个月。

【适应证】各型霰粒肿：症见睑皮下有硬结，与皮肤无粘连，无压痛，
相应睑结膜面呈紫色或紫蓝色，日久呈灰白色，外观可见隆起，甚至引起
机械性上睑下垂，继发感染体征与内麦粒肿表现相似。

【出处】《中国民间疗法》2015，23（3）：21.

（六）捏脊结合放血疗法

处方 038

脊椎骨上皮肤、耳尖。

【操作】首先进行捏脊疗法，患儿取俯卧位，用两手拇指、食指和中指
捏住患儿脊椎骨上皮肤，从尾骨处开始捏拿，直到平肩处。手法操作时注
意推、捏、提的配合，捏起皮肤向前撵推，过程使用"三捏一提法"，即在
捏脊的过程中，用力拎起肌肤，称为"提法"。每捏 3 次提一下。重复操作
3~5 遍后，患儿督脉两旁和膀胱经可见轻微潮红。捏脊结束后让患儿休息 2
分钟。再进行耳尖放血疗法，操作：医者先用手指按摩耳廓使其充血，经
碘伏消毒后，左手固定穴位，右手持三棱针对准穴位刺 1~2mm，随即出针，
以稳准轻快的手法点刺，轻压针孔周围，使其自然出血，两侧穴位交替放

血，每穴出血 5 滴，然后用消毒棉球擦去，后用干棉球按压止血。以上治疗 1 次 / 天，共治疗 7 天后观察疗效。在患儿康复后，嘱家长在家中进行两个月捏脊疗法以巩固疗效。方法同上，隔日一次。

【适应证】小儿霰粒肿。

【注意事项】在治疗期间嘱患儿家属每天坚持局部热敷，热敷 2~3 次 / 天，5~10 分钟 / 次。

【出处】《中国疗养医学》2016，25（6）：603-605.

（七）穴位刺血疗法

处方 039

双侧耳尖、四缝、太阳、厉兑。

【操作】碘伏常规消毒后，绷紧局部皮肤，用一次性采血针以稳准轻快的手法点刺，按上述 4 穴的顺序点刺放血，每穴挤出 5 滴，再用消毒干棉签紧压止血。隔日治疗 1 次，8 次为 1 个疗程。

【适应证】小儿霰粒肿：症见眼睑皮下肿胀，可触及硬结，与皮肤无粘连，无压痛，睑结膜面呈紫红色，或睑内形成肉芽肿。

【注意事项】凝血功能障碍或血小板严重减少者，严重心、肝、肺、肾等原发性疾病患者，肝炎、肺结核等传染性疾病患者禁用此法。

【出处】《中国针灸》2014，34（12）：1214.

综合评按：霰粒肿属中医的"胞生痰核"范畴，是睑板腺特发性无菌性慢性肉芽肿性炎症。《审视瑶函·脾生痰核症》曰："凡是脾生痰核，痰火结滞所成"。中医学认为胞生痰核由脾胃二经蕴热与痰湿相结合，阻塞胞睑之经络，结成痰核。主责脾胃二经，又风、热、火毒之邪内入或内热外发，或内外合邪，均可循经攻目，从而引发胞生痰核，并在人体表相应部位出现反应点。中药外治法中涂擦法、熏洗法、外洗法能使药达局部病所，起到清脾胃热毒、软坚散结的作用，针灸、放血疗法循经而治本，在胞生痰核的防治中起到重要作用。上述疗法均适用于各型胞生痰核，若能配合使用，各法相得益彰，疗效更佳。中药外治法治疗胞生痰核，简便经济，患者乐于接受，疗效显著，无副作用，值得推广适用。一旦霰粒肿继发感染或溃破者，手术方为必行。

第三节 病毒性睑皮炎

病毒性睑皮炎属中医学的"风赤疮痍"范畴。病毒性睑皮炎是由于三叉神经半月神经节或其某一主支发生病毒感染所致，年老体弱者及免疫抑制者容易发病。常见的有单纯疱疹病毒性睑皮炎和带状疱疹病毒性睑皮炎。

1. 临床诊断

（1）胞睑皮肤红赤、肿胀，出现小疱或丘疹，继则成脓疱，破溃出脓血，或溃烂浸淫。

（2）局部刺痒或灼痛，或有畏光、流泪，初起有发热、头痛等症。重症、变症可见高热、头痛、恶心、呕吐。

2. 中医分型

（1）脾经风热证：胞睑皮肤红赤、痒痛、灼热，起水疱；或伴发热恶寒。舌苔薄黄，脉浮数。

（2）风火上攻证：胞睑红赤如朱，焮热疼痛难忍，水疱簇生，甚而溃烂；或伴发热寒战；舌质红，苔黄燥，脉数有力。

（3）风湿热毒证：胞睑红赤疼痛，水疱、脓疱簇生，极痒，甚或破溃流水，糜烂；或伴胸闷纳呆，口中黏腻，饮不解渴等症；舌质红，苔腻，脉滑数。

（4）肝脾毒热证：胞睑红赤痒痛，水疱、脓疱簇生，患眼碜涩疼痛，畏光流泪，抱轮红赤或白睛混赤，黑睛生星翳或黑睛生翳溃烂；伴见头痛，发热，口苦；舌红苔黄，脉弦数。

一、药物外治法

（一）涂擦法

🥣处方 040

青黛 30g，黄柏 30g，冰片 0.6g。

【用法】上药研细为末，临用时用新鲜猪胆汁调敷患部（此方即元代罗天益《卫生宝鉴》之绿袍散加减）。

【适应证】用于病毒性睑皮炎：症见胞睑皮肤红赤、肿胀，出现小疱或丘疹，继则成脓疱，破溃出脓血，或溃烂浸淫；局部刺痒或灼痛，或有畏光、流泪，初起有发热、头痛等症。

【注意事项】①外敷前局部清洁消毒皮肤；②皮肤溃破者禁用。

【出处】《中医杂志》2006，47（1）：11-12.

处方 041

熊胆粉 1g。

【用法】取熊胆粉 1g 溶解于 75ml 生理盐水中，充分溶解后用棉签蘸药液外涂患处，每日约 6~8 次至病灶脱痂，或取无菌方纱 1~2 块用上液充分浸湿后覆盖皮肤病损部位，15~20 分钟 / 次，每日 3~6 次至病灶脱痂。

【适应证】妊娠期带状疱疹病毒性睑皮炎。

【注意事项】①外敷前局部清洁消毒皮肤；②皮肤溃破者禁用。

【出处】《中国中医眼科杂志》2015，25（5）：354-356.

处方 042

新制如意金黄膏（大黄、黄柏、紫草、甘草、天南星、绿茶各 100g，新鲜牛胆汁 150ml，冰片 3g，眼膏基质 200g）。

【用法】采用新制如意金黄膏外涂患处，每天 4 次。7~10 天为 1 个疗程。

【适应证】用于各型病毒性睑皮炎：症见胞睑皮肤红赤、肿胀，出现小疱或丘疹，继则成脓疱，破溃出脓血，或溃烂浸淫；局部刺痒或灼痛，或有畏光、流泪，初起有发热、头痛等症。

【注意事项】①外敷前局部清洁消毒皮肤；②皮肤溃破者禁用。

【出处】《新中医》2005，37（8）：51-52.

（二）点眼法

处方 043

紫云锭眼药膏：主要药物有冰片、麝香、炉甘石、胆草等。

【用法】取紫云锭眼药膏，加 5~6 倍量乙醇浸 2~3 日，过滤，药渣再用

4~5 倍量乙醇浸 2 日，合并两次浸液，回收乙醇，浓缩加蒸馏水 50ml 搅拌，加石蜡 2g 在水浴上加热，使之完全融化，冷却放置 1 小时，呈膏状。每只眼点 1 滴，每天 4 次，至愈。

【适应证】用于各型病毒性睑皮炎：症见胞睑皮肤红赤、肿胀，出现小疱或丘疹，继则成脓疱，破溃出脓血，或溃烂浸淫；局部刺痒或灼痛，或有畏光、流泪，初起有发热、头痛等症。

【注意事项】①外敷前局部清洁消毒皮肤；②皮肤溃破者禁用。

【出处】《中国中医眼科杂志》1996，6（4）：208-209.

处方 044

云南白药膏：云南白药、蒸馏水、石蜡、甘油等。

【用法】上药加蒸馏水 100ml，用消毒纱布过滤后静置于消毒玻璃杯中，沉淀后取澄清液装入滴管瓶或注射器内备用，加 5~6 倍量乙醇浸 2~3 日，过滤，药渣再用 4~5 倍量乙醇浸 2 日，合并两次浸液，回收乙醇，浓缩加蒸馏水 50ml 搅拌，加石蜡 2g 在水浴上加热，使之完全融化，冷却放置 1 小时，呈膏状。每只眼点 1 滴，每天 4 次，至愈。

【适应证】用于各型病毒性睑皮炎：症见胞睑皮肤红赤、肿胀，出现小疱或丘疹，继则成脓疱，破溃出脓血，或溃烂浸淫；局部刺痒或灼痛，或有畏光、流泪，初起有发热、头痛等症。

【注意事项】①外敷前局部清洁消毒皮肤；②皮肤溃破者禁用。

【出处】《中国中医眼科杂志》1996，6（4）：208-209.

（三）穴位注射法

处方 045

地塞米松磷酸钠注射液、维生素 B_{12} 注射液、维生素 B_1 注射液。

【用法】足三里、肺俞穴双侧取穴，每天 1 次。第 1 周地塞米松磷酸钠注射液 1ml、维生素 B_{12} 注射液 1ml 混合后 4 个穴位各注射 0.5ml，第 2 周改为维生素 B_1 注射液、维生素 B_{12} 注射液混合后 4 个穴各注射 0.5ml。

【适应证】用于各型病毒性睑皮炎。

【注意事项】①外敷前局部清洁消毒皮肤；②皮肤溃破者禁用。

【出处】《河南中医》2017，37（1）：160–161.

（四）湿敷法

🥣处方 046

金银花 30g，连翘 30g，大青叶 30g，苦参 30g，蒲公英 30g，苍术 30g，板蓝根 30g。

【用法】上药加水 400ml 煎至 200ml 湿敷患处。

【适应证】用于病毒性睑皮炎：症见胞睑皮肤红赤、肿胀，出现小疱或丘疹，继则成脓疱，破溃出脓血，或溃烂浸淫；局部刺痒或灼痛，或有畏光、流泪，初起有发热、头痛等症。

【注意事项】①外敷前局部清洁消毒皮肤；②皮肤溃破者禁用。

【出处】《内蒙古中医药》2017，39：38.

二、非药物外治法

（一）放血疗法

🥣处方 047

双耳尖穴（在耳廓的上方，当折耳向前，耳廓上方的尖端处）。

【操作】操作者左手揉按，使局部充血，75% 乙醇常规消毒，并固定待刺部位，右手持一次性注射针或三棱针，针尖迅速刺入耳尖皮下约 0.1~0.3ml 立即出针，用手指轻轻挤压点刺穴位周围皮肤，挤出少许血液，用干棉球或干纱布擦之，再挤压 1~2 次，每穴挤出 3~6 滴血即可，用干棉球压迫止血，一般 2~3 次 / 周。

【适应证】妊娠期带状疱疹病毒性睑皮炎（孕期 2 个月 ~7 个半月）。

【注意事项】凝血功能障碍或血小板减少者，严重心、肝、肺、肾等原发性疾病患者，肝炎、肺结核等传染性疾病患者禁用此法。

【出处】《中国中医眼科杂志》2015，25（5）：354–356.

🥣处方 048

太阳、阳白、阿是穴（取疱疹密集、红肿疼痛处，每次取 1~2 处）。

【操作】取仰卧位，治疗部位常规消毒，先用 5 号针头垂直点刺，每处 3~5 针（视皮损面积，点刺数目不等），后用闪火法于点刺处拔罐（如眼眶、鼻部等无法拔罐的局部只行点刺放血），留罐约 1 分钟适量出血即可。取罐后擦净血渍再次消毒，隔日治疗 1 次。治疗过程中如无疱疹、无疼痛则停止治疗，无疱疹、有疼痛部位需要继续治疗至痊愈。

【适应证】用于病毒性睑皮炎：症见眼睑及上额部皮肤赤痒或灼痛，疱疹呈簇状，可伴有神经痛及畏寒、发热等全身不适。

【注意事项】①点刺时刺破皮肤及疱疹为度，切忌不可过深，以免造成局部血肿，留罐时间以不留拔罐痕迹而大部分瘀血排净为度，约 1 分钟，拔罐后瘀血严重者隔日避免在原位操作；②放血处严格消毒，注意保持放血部位皮肤清洁干燥，以防继发感染。

【出处】《中国中医基础医学杂志》2018，24（2）：240-242.

🥣 **处方 049**

（1）根据三焦辨证，把人体分为上、中、下 3 个生理、病理区域。根据发病部位，发于头面、颈部、胸背部者属于上焦病证，取合谷、外关、内关等穴；发于胁肋脐上腰部者属于中焦病证，取太冲、侠溪、内庭等穴；发于脐下腰骶部及下肢者属于下焦病证，取委中穴。

（2）根据经络辨证，循经取穴。①三叉神经分布区域属于六阳经，属上焦，取阳白、攒竹、印堂、颧髎、迎香、上关等穴并配合上焦取穴。②颈、臂丛神经分布区域包括足太阳膀胱经、手三阴经和手三阳经，属上焦，取相应夹脊穴，手三阳主要循经取曲池、肩贞、支正、后溪、四渎、臑会、天井等穴，手三阴经取鱼际、劳宫、曲泽、尺泽、天泉、极泉等穴，并配合上焦取穴。③肋间神经分布区域属足太阳膀胱经，属中焦，取相应的夹脊穴及局部围刺并配合中焦取穴。④腰丛神经分布区域属于足太阳膀胱经及足三阴经，属中下焦，取相应的夹脊穴、章门、期门、带脉及局部围刺，循经取太冲、三阴交、阴陵泉、血海、箕门、曲泉等穴，伴下腹痛者取急脉、冲门穴。并根据疱疹情况，选取中焦或下焦穴位。⑤骶神经丛分布区域属足太阳膀胱经及足三阳经，属下焦，取八髎穴及内庭、足三里、梁丘、伏兔、髀关、足临泣、阳陵泉、风市、环跳、足通谷、飞扬、委中等穴，并配合下焦取穴。

【操作】以上取穴均常规操作，以得气为度，根据疱疹多少和所在部位选取相应的穴位，留针 30 分钟，每日 1 次，10 次为 1 个疗程。住院前 3 天每日选取皮疹部位两处点刺 4~5 次，拔罐放血 5~10ml，发于头面部者耳尖放血。3 次后如局部皮疹仍红，可再次放血，以皮疹发暗、萎缩为度。

【适应证】各型病毒性睑皮炎：皮损多为绿豆大小的水疱，簇集成群，疱壁紧张，基底色红，单侧分布，排列成带状，严重者可表现为出血性，或可见坏疽性损害；皮肤有刺痛、灼热感。可伴有周身轻度不适、发热。可有难以忍受的剧痛和皮疹消退后遗疼痛。

【注意事项】由于早期患者皮肤较敏感，伴随疼痛、烧灼、刺扎感，因此拔罐时间不宜过长，不超过 5 分钟，吸附力不宜太大，以血不再出即可起罐。

【出处】《中国民间疗法》2018，26（1）：39–40.

（二）针刺法

ᨆ 处方 050

行间、期门、膻中、太阳穴。

【操作】用泻法刺行间、期门，向下平刺膻中，每日 1 次，留针 30 分钟，隔 10 分钟捻针 1 次；另取患侧太阳穴，乙醇消毒后用三棱针点刺放血至出现淡红色血，隔日 1 次。

【适应证】用于各型病毒性睑皮炎：症见疱疹呈簇状，伴有神经痛及畏寒、发热等全身不适。

【注意事项】凝血功能障碍或血小板减少者，严重心、肝、肺、肾等原发性疾病患者，肝炎、肺结核等传染性疾病患者禁用此法。

【出处】《世界最新医学信息文摘》2015，15（1）：14–15.

ᨆ 处方 051

攒竹、太阳、风池、阳白、丝竹空、上明、鱼腰、承泣、球后、颧髎、下关、局部阿是穴（疱疹皮损周围为阿是穴）、中脘、下脘、气海、关元、天枢、大横；除中脘、下脘、气海、关元穴外均取双侧。肝胆湿热型加阳陵泉、三阴交、支沟、太冲、血海；脾虚湿蕴型加阴陵泉、三阴交、足三里；气滞血瘀型加膈俞、肺俞、血海。

【操作】偏实证者面部腧穴浅刺，采用捻转泻法；远端腧穴深刺，采用提插泻法；偏虚证者，面部腧穴浅刺，采用平补平泻针法，远端腧穴深刺，采用提插补法。

【适应证】用于各型病毒性睑皮炎：症见疱疹呈簇状，伴有神经痛及畏寒、发热等全身不适。

【注意事项】凝血功能障碍或血小板严重减少者，严重心、肝、肺、肾等原发性疾病患者，有传染性疾病患者禁用此法。

【出处】《广西中医药》2018，41（1）：44-46.

🥄处方 052

局部穴位取患侧如太阳、攒竹、阳白、鱼腰、丝竹空、颧髎、下关、四白、阿是穴（痛点）等；远取双侧合谷、太冲。

【操作】取仰卧位，常规消毒，选用0.25mm×（25~40）mm的不锈钢毫针，诸穴进针至常规深度后行泻法，得气后根据患肢疼痛的症状选取2~3组连接电子针疗仪。电针刺激参数采用直流电、疏密波，频率为2~100Hz，2~5mA，以可耐受为度，通电留针30分钟，每日治疗1次。

【适应证】用于病毒性睑皮炎：症见眼睑及上额部皮肤赤痒或灼痛，疱疹呈簇状，可伴有神经痛及畏寒、发热等全身不适。

【注意事项】疱疹继发感染、化脓及形成溃疡者或严重晕针患者禁用此法。

【出处】《中国中医基础医学杂志》2018，24（2）：240-242.

🥄处方 053

病灶周围。

【操作】根据患者疼痛部位大小选择0.34mm×（25~40）mm毫针，与患者疱疹方向呈15°~20°角围刺，刺入0.5~1.5寸，针间距约为1寸，针刺后需进行提插捻转后留针30分钟。

【适应证】用于各型病毒性睑皮炎：症见胞睑皮肤红赤、肿胀，出现小疱或丘疹，继则成脓疱，破溃出脓血，或溃烂浸淫；局部刺痒或灼痛，或有畏光、流泪，初起有发热、头痛等症。

【注意事项】凝血功能障碍或血小板减少者，严重心、肝、肺、肾等原发性疾病患者，肝炎、肺结核等传染性疾病患者禁用此法。

【出处】《中国药师》2015，18（2）：260-262.

（三）壮医药线点灸疗法

处方 054

1~2 号壮医药线，酒精灯一盏。

【操作】按《眼病中医外治》施灸方法操作：左手固定皮损周围皮肤，右手食指和拇指持药线一端，线头露出 1~2cm 左右，将此线头在酒精灯上点燃，轻轻甩灭火焰，使之形成圆珠状炭火（即珠火），随即将珠火对准病变部位，顺应手腕和拇指的屈曲动作，拇指指腹稳重而敏捷地将珠火直接点按于病变部位上，一按火灭为 1 壮。根据疱疹的情况而采用不同手法，疱疹小、无水疱或水疱较小时，用珠火直接点灸病变中心部位，每个点 3 壮；如水疱较大者，先对疱疹局部处理，保留疱膜，用珠火沿疱疹疱膜边缘点灸一圈，然后对疱膜行梅花状点灸，每个疱疹点 3~10 壮。疱疹位于眼周时，点灸后可用干棉签轻轻擦拭线灰，以免线灰掉入结膜囊；其他部位可根据患者情况保留线灰，保持药效继续发挥作用。开始每日治疗 1 次，病情稳定后隔日 1 次，直到创面结痂为止。

【适应证】妊娠期带状疱疹病毒性睑皮炎（孕期 2 个月 ~7 个半月）。

【注意事项】在施治过程中随时询问、观察孕妇的情况，切勿用重手法，以免引起宫缩。

【出处】《中国中医眼科杂志》2015，25（5）：354-356.

综合评按：病毒性睑皮炎属中医学的"风赤疮痍"范畴。病毒性睑皮炎是由于三叉神经半月神经节或其某一主支发生病毒感染所致，尤其以疼痛突出，西医疗程长，起效慢。《世医得效仿·眼科》中认为本病"因风热生于脾脏"，临床上应用中医外治法减轻疼痛能起到良好的疗效，并且应用针刺放血加之壮医药线灸法能明显减轻痛苦，联合应用能缩短病程，减少瘢痕，无遗留后遗症，且预防复发，值得临床推广应用。

第四节 睑缘炎

睑缘炎属中医学的"睑弦赤烂"范畴，是以睑弦红赤、溃烂、刺痒为临床特征的眼病。又名风弦赤眼、沿眶赤烂、风沿烂眼、迎风赤烂等。病变发生在眦部者，称眦帷赤烂，又名眦赤烂；婴幼儿患此病者，称胎风赤烂。该病名最早见于《银海精微·胎风赤烂》。本病常为双眼发病，病程长，病情顽固，时轻时重，缠绵难愈。临床上将其分为鳞屑性睑缘炎、溃疡性睑缘炎和眦部睑缘炎三种。

1. 临床诊断

（1）睑弦红赤，肿胀，睫毛根部有脓疱，结痂皮，清除后可见溃疡、出血、溢脓，睫毛脱落稀疏，日久形成睫毛乱生、秃睫、睑弦肥厚、变形；或睑弦、睫毛根部有鳞屑，无溃疡无脓点，睫毛脱落可复生；亦有红赤糜烂仅限于两眦者。

（2）患眼刺痒灼痛，伴有干涩、羞明。

2. 中医分型

（1）风热外袭：睑弦红赤，有鳞屑脱落，刺痒灼痛，干涩不适。舌红，苔薄黄，脉数。

（2）湿热壅盛：睑弦红肿溃烂，垢腻胶黏，或有小出血，睫毛脱落，痒痛兼作。舌红，苔黄腻，脉数。

（3）心火上炎：内外眦部为主，睑弦红赤，刺痛皲裂，小便短赤。舌红，苔黄腻，脉数。

（4）血虚风燥：睑弦红赤反复发作，皮肤燥裂，或有脱屑，痒涩不舒。舌淡，苔薄黄，脉细。

一、药物外治法

（一）熏蒸法

🥣处方 055

韦氏退赤消痒方（荆芥 6g，连翘 6g，薄荷 9g，防风 10g，牡丹皮 10g，金银花 15g，桑叶 10g，锻炉甘石 10g）。

【用法】上药煎液，放入中药熏蒸治疗仪中，每次熏蒸 15 分钟，每天 1 次。

【适应证】用于风热偏盛型睑缘炎：症见睑弦赤痒，灼热疼痛，咽干口渴，舌红，苔薄，脉浮数。

【注意事项】注意调整眼部与喷雾口的距离以保证温度合适，以免灼伤眼部。

【出处】《韦氏退赤消痒方熏蒸治疗睑缘炎的临床疗效观察》郑榆美，2018 年。

🥣处方 056

苦参 50g，冰片 1g。

【用法】在 800ml 水中加入苦参 50g，武火煮沸后转至文火煎至 500ml，过滤药液并静置放凉后，置于 4℃冰箱备用。每次取 100ml，将药液倒入中药熏蒸仪中，并加入冰片 1g，打开电源、熏蒸开关，待药液煮沸释放蒸汽后，患者面向熏蒸器、取坐位、闭眼，喷雾口正对患眼、保持距离约 30cm（温度在 40℃左右），患者每 1 分钟眨眼 1~2 次，每次熏蒸 15 分钟，每天 1 次。

【适应证】用于湿热内蕴型睑缘炎：症见睑弦或眦部灼热、涩痛，刺痒难忍，眵泪胶黏，睫毛稀疏、倒睫或秃睫，目珠干涩不适，畏光流泪，口黏或口臭，胃脘痞闷，身重疲乏，便秘不爽，溲赤而短等，舌红，苔黄或腻，脉滑数或濡数。

【注意事项】距离眼部 10~15cm，以免烫伤。

【出处】《蒿芩化湿口服液口服联合中药眼部熏蒸治疗湿热内蕴型睑缘炎临床观察》朱新萍，2018 年。

处方 057

银翘散（银花 10g，连翘 10g，桔梗 5g，薄荷 8g，竹叶 5g，荆芥穗 8g，淡豆豉 5g，牛蒡子 5g，生甘草 5g）。

【用法】将银翘散药袋放入中药熏蒸机内，加热至 90℃后，使药物蒸汽直接作用于眼部，每次 20 分钟。

【适应证】用于鳞屑性睑缘炎。

【注意事项】注意调整与喷雾口的距离以保证温度合适，以免灼伤眼部。

【出处】《中国当代医药》2019，26（1）：187-189.

（二）熏洗法

处方 058

千里光 30g，白鲜皮 15g，苦参 30g，野菊花 15g，蒲公英 30g，蛇床子 30g。

【用法】上药煎水，熏洗双眼，每日 2~3 次。

【适应证】用于各型睑缘炎：症见患眼刺痒灼痛，伴有干涩、羞明；睑弦红赤，肿胀，睫毛根部有脓疱，结痂皮，睑弦肥厚、变形或睑弦、睫毛根部有鳞屑，无溃疡无脓点；亦有红赤糜烂仅限于两眦者。

【注意事项】距离眼部 10~15cm，以免烫伤；及时调整与喷雾口的距离以保证温度合适，以免灼伤眼部。

【出处】曾庆华.《中医眼科学》中国中医药出版社.

处方 059

三黄汤（黄芩 10g，黄连 10g，黄柏 10g）。

【用法】水煎浓缩取汁 100ml，2 次 / 天，10ml/ 次眼部熏洗。10 天为 1 个疗程。

【适应证】用于鳞屑性和溃疡型睑缘炎。

【注意事项】治疗前后，禁烟酒、油烟等辛辣刺激之品，注意局部卫生。

【出处】《中外医疗》2015，3（4）：149-151.

处方 060

苦参 45g，白鲜皮 30g，蛇床子 30g，荆芥、防风各 15g。

【用法】上药加水浸泡 1 小时后，文火煎 30 分钟。过滤后，将药液盛在容器内，先用药液蒸气熏 15 分钟，待药液温和后用纱布蘸洗患眼约 15 分钟，每日 3 次。

【适应证】用于各型睑缘炎：症见患眼刺痒灼痛，伴有干涩、羞明；睑弦红赤，肿胀，睫毛根部有脓疱，结痂皮，睑弦肥厚、变形或睑弦、睫毛根部有鳞屑，无溃疡无脓点；亦有红赤糜烂仅限于两眦者。

【注意事项】距离眼部 10~15cm，以免烫伤；小儿及糖尿病患者等特殊人群，须家属陪同，代替其调整与喷雾口的距离以保证温度合适，以免灼伤眼部。

【出处】《河北中医》2002，24（11）：849.

处方 061

（1）风热偏盛证：处方桑菊荆防汤（桑叶、菊花、蝉蜕、防风、荆芥、蒺藜、地肤子、白鲜皮、苦参、黄芩、紫草、赤芍、牡丹皮、甘草）。

（2）脾胃湿热证：处方五味消毒饮加减方（金银花、野菊花、蒲公英、紫花地丁、土茯苓、鱼腥草、荆芥、防风、茯苓、法半夏、薏苡仁、黄柏、甘草）。

（3）心火内盛证：处方导赤散加减（生地黄、淡竹叶、木通、栀子、牡丹皮、紫草、赤芍、薄荷、地龙、黄芩、地肤子、白鲜皮、甘草）。

【用法】中药加水 600ml，浸泡 20 分钟，煎汤取汁 300ml，乘热倒入杯中，对准患者患眼局部熏眼，待无热汽时温服 200ml，余 100ml，嘱患者用干净棉签蘸药汁涂擦清洗患眼睑缘皮肤，每日 1 剂，口服加熏洗，每日 2 次。

【适应证】用于各型睑缘炎：症见患眼刺痒灼痛，伴有干涩、羞明；睑弦红赤，肿胀，睫毛根部有脓疱，结痂皮，睑弦肥厚、变形或睑弦、睫毛根部有鳞屑，无溃疡无脓点；亦有红赤糜烂仅限于两眦者。

【注意事项】注意调整距离及其温度，以免灼伤眼部。

【出处】《中国中医眼科杂志》2015，25（6）：416–420.

处方 062

黄柏 30g，黄连 30g，黄芩 30g，苦参 20g，蝉蜕 15g，白鲜皮 15g，地肤子 10g，蛇床子 10g，白蒺藜 10g，冰片（另包）6g。

【用法】每剂加水 600ml，文火煎 25 分钟，过滤取汁约 200ml，待药液温度降至 30~40℃左右时将冰片研成细末兑入药液中，充分搅拌均匀用消毒纱布或棉球蘸药液反复浸渍患处 10~15 分钟，每日 2 次，药后不可用清水再洗。每剂可用 2 天，再次用时将药液煨热，洗 10 次为 1 个疗程。

【适应证】用于各型睑缘炎：症见患眼刺痒灼痛，伴有干涩、羞明；睑弦红赤，肿胀，睫毛根部有脓疱，结痂皮，睑弦肥厚、变形或睑弦、睫毛根部有鳞屑，无溃疡无脓点；亦有红赤糜烂仅限于两眦者。

【注意事项】距离眼部 10~15cm，以免烫伤；小儿及糖尿病患者等特殊人群，须家属陪同，代替其调整与喷雾口的距离以保证温度合适，以免灼伤眼部。

【出处】《中国中医眼科杂志》1995，5（3）：183.

处方 063

蒲公英、金银花、野菊花、谷精草、地丁、紫草、苦参各 12g，荆芥、黄芩、黄柏各 10g，防风 9g。

【用法】取上药用水浸泡 15 分钟，文火煎开煮 10 分钟，对患眼进行熏蒸，待温后用纱布洗眼至药液凉。每日 2 次，洗后避风 5 分钟。并外涂眼膏（如金霉素眼膏、红霉素眼膏或四环素眼膏等）于睑缘或眦角，每日 2 次，7 天为 1 个疗程。

【适应证】用于各型睑缘炎：症见患眼刺痒灼痛，伴有干涩、羞明；睑弦红赤，肿胀，睫毛根部有脓疱，结痂皮，睑弦肥厚、变形或睑弦、睫毛根部有鳞屑，无溃疡无脓点；亦有红赤糜烂仅限于两眦者。

【注意事项】距离眼部 10~15cm，以免烫伤；小儿及糖尿病患者等特殊人群，须家属陪同，代替其调整与喷雾口的距离以保证温度合适，以免灼伤眼部。

【出处】《四川中医》2004，22（12）：82.

（三）外洗法

处方 064

茯苓 10g，白术 10g，防风 6g，丹皮 20g，蝉蜕 6g，白鲜皮 10g，黄连 6g，五倍子 10g。

【用法】上述药物加水浸泡 1 小时，文火煎 30 分钟，过滤，待药液至温和后，清洗患处，每日 2 次。

【适应证】溃疡型睑缘炎：症见睑弦红赤，肿胀，睫毛根部有脓疱，结痂皮，清除后可见溃疡、出血、溢脓，睫毛脱落稀疏，日久形成睫毛乱生、秃睫、睑弦肥厚、变形。

【注意事项】皮肤溃破者禁用。

【出处】《中医外治杂志》2013，22（3）：62.

（四）涂擦法

处方 065

茶树油。

【用法】将 7g 妥布霉素地塞米松眼膏与 0.35ml 100% 的茶树油置于经无菌消毒处理的容器中，在水浴加热的情况下不断搅拌制成 5% 的妥布霉素地塞米松与茶树油的混合眼膏。首先对患者眼部进行热敷、按摩，并运用 1:1 比例水稀释的无泪配方婴儿沐浴乳对睑缘进行清洗，然后运用无菌棉签每次蘸取少量的 5% 茶树油眼膏在睑缘部均匀涂抹，不需要进行清洗，并叮嘱患者保留眼膏到下一次清洗。每次将热敷、按摩、清洁与涂抹等操作为一个用药循环，要求每天循环给药 2 次。

【适应证】蠕形螨睑缘炎：症见畏光流泪、眼红眼痒，眼部有异物感，睑缘充血、鳞屑及睫毛根部袖套状分泌物。

【注意事项】皮肤溃破者禁用。

【出处】《中国疗养医学》2018，27（9）：973-975.

处方 066

五倍子、胆矾、枯矾、铜绿、朴硝、制炉甘石、硼砂各 3g。

【用法】诸药共研为极细粉，用蛋油（熟蛋黄熬研成油）调成糊状，涂于患处，用无菌纱布覆盖，包扎固定，每日换药 2 次，对于糜烂疮面能止痒、止痛、收水，使疮面不起水疱，促进皮损部的代谢，有助消糜除烂之作用。

【适应证】湿热壅盛型睑缘炎。

【注意事项】皮肤溃破者禁用。

【出处】《中医杂志》1999，40（8）：465.

🔬 **处方 067**

五倍子 10g，西瓜霜 3g，枯矾 5g，冰片 3g。

【用法】四药共研极细末，用蜂蜜调成糊状，涂于患处，每日 2 次。

【适应证】风热外袭型睑缘炎。

【注意事项】皮肤溃破者禁用。

【出处】《中医杂志》1999，40（8）：465.

🔬 **处方 068**

紫草根、紫荆皮、金银花、红花、制炉甘石、五倍子各 10g。

【用法】用 50~60 度白酒将药浸泡片刻（除炉甘石之外），滤出白酒，用火点燃，烧灰成性，诸药混合研令匀细，再用蛋油调成糊状，然后将油膏直接涂于疮面，用无菌纱布覆盖，包扎固定，每日需换药 2 次。

【适应证】用于各型睑缘炎：症见患眼刺痒灼痛，伴有干涩、羞明；睑弦红赤，肿胀，睫毛根部有脓疱，结痂皮，睑弦肥厚、变形或睑弦、睫毛根部有鳞屑，无溃疡无脓点；亦有红赤糜烂仅限于两眦者。

【注意事项】皮肤溃破者禁用。

【出处】《中医杂志》1999，40（8）：465.

🔬 **处方 069**

煅炉甘石、硼砂各 20g，冰片 5g。

【用法】共研极细末备用。鸡蛋 3 枚煮熟取黄，置铁锅中文火煎炼，至油出尽，去渣取油调上述药末适量擦患处，涂药前先用 3% 硼酸溶液清洁睑缘皮肤，每日涂药 2~3 次。以上方法，均按 10 天为 1 个疗程。

【适应证】用于各型睑缘炎：症见患眼刺痒灼痛，伴有干涩、羞明；睑弦红赤，肿胀，睫毛根部有脓疱，结痂皮，睑弦肥厚、变形或睑弦、睫毛根部有鳞屑，无溃疡无脓点；亦有红赤糜烂仅限于两眦者。

【注意事项】治疗期间忌辛辣刺激食物，多食蔬菜水果。

【出处】《中国中医眼科杂志》2006，16（2）：70.

（五）中药超声雾化法

处方 070

菊花、佩兰各 10g，珍珠粉、珊瑚粉、冰片粉各 0.5g，茉莉花茶（配料：烘青绿花，茉莉鲜花）10g。

【用法】上药加水 300ml，煎开 5 分钟，滤出药液，置凉备用（温度约 20~30℃）。将已备好的中药液约 80ml 倒入雾化器的药杯中，开机形成气雾颗粒，沿输送管直达眼罩透入外眼。治疗时患者可睁闭双眼，其药液即可与眼结膜、皮肤及鼻孔直接接触，在 20 分钟内中药液喷雾温度为 20~30℃（冬季较夏季的喷雾温度稍偏低），感觉凉爽。喷及眼部稍许即可见被喷及范围内有弥散的雾露小珠附着，继而汇成大露珠往下流淌，既熏似洗，亦可谓超声雾化熏洗眼。其喷入睑裂及眼睑部的收集液不少于 48ml。每次治疗 15 分钟，每日 2 次，10 天为 1 个疗程，必要时可用 2~3 个疗程。

【适应证】用于各型睑缘炎：症见患眼刺痒灼痛，伴有干涩、羞明；睑弦红赤，肿胀，睫毛根部有脓疱，结痂皮，睑弦肥厚、变形或睑弦、睫毛根部有鳞屑，无溃疡无脓点；亦有红赤糜烂仅限于两眦者。

【注意事项】皮肤溃破者禁用。

【出处】《中医药研究》1999，15（5）：19-20.

（六）湿渍法

处方 071

除湿方颗粒（荆芥、防风、金银花、苦参、土茯苓、车前子、滑石、菊花、黄连等）。

【用法】将中药配方颗粒加烧开的蒸馏水约 100ml 溶化均匀，稍温后用无菌纱布蘸取药液渍渍患眼，嘱患者不要睁眼，以温热不烫为度，每次 10 分钟，每日 2 次，连续应用 7 天为 1 个疗程。

【适应证】用于各型睑缘炎：症见患眼刺痒灼痛，伴有干涩羞明。

【注意事项】治疗时嘱患者不要睁眼，以温热不烫为度。

【出处】《山东中医杂志》2010，29（6）：388.

（七）中药离子导入法

处方 072

五味消毒饮（金银花、野菊花、蒲公英、紫花地丁、紫背天葵子各 10g）。根据患者症状加减用药，鳞屑性睑缘炎酌加防风、荆芥，溃疡性睑缘炎酌加苦参、地肤子，眦部睑缘炎酌加栀子、竹叶。

【用法】上述诸药加水 500ml，浸泡 15 分钟后，武火煮沸改文火煎 15 分钟。先用其水煎液蒸汽，闭眼直接熏眼（以眼部能耐受为宜），待温度降至眼部皮肤能耐受时，用干净纱布块蘸中药水煎液擦洗按摩睑缘睑板腺开口处 5 分钟，动作宜轻柔，再蘸取中药水煎液于患处湿敷 1 分钟。此过程每日 2 次，10 天为 1 个疗程。中药水煎液电离子导入治疗，采用眼－手导入法，治疗时患者取平卧位闭眼，将浸透中药液的纱布覆盖患眼，然后戴上带有电极的眼罩使之与中药液纱布完全接触，松紧适中，另一电极橡胶垫上放置浸透生理盐水的纱布，使之紧贴手掌部，每次 15 分钟，每日 1 次，10 天为 1 个疗程。

【适应证】用于各型睑缘炎：症见患眼刺痒灼痛，伴有干涩羞明。

【注意事项】治疗过程中注意观察电流的变化，避免灼伤眼周皮肤。

【出处】《浙江中医杂志》2016，51（11）：821.

二、非药物外治法

按摩法

处方 073

睑板腺按摩

【操作】双眼点表面麻醉药后，用一次性消毒棉签蘸取生理盐水，沿着上、下睑板腺的走行方向进行挤压，把分泌物从腺管口挤压出来，再用硼酸溶液冲洗睑板腺按摩出来的分泌物。

【适应证】用于各型睑缘炎：症见患眼刺痒灼痛，伴有干涩羞明。

【注意事项】按摩时力度适中，治疗后预防感染。

【出处】《国际眼科杂志》2012，12（4）：798-799.

综合评按：睑缘炎属中医学的"睑弦赤烂"范畴，以睑弦红赤、溃烂、刺痒为临床特征的眼病，常为双眼发病，病程长，病情顽固，时轻时重，缠绵难愈。《银海精微》认为本病系脾胃蕴热，风邪相干，风、热、湿三邪相搏，郁滞睑缘，而致睑弦溃烂；或胞睑腠理开疏，风热之邪侵袭，客于睑弦，津液化燥，灼伤眦睑所致。故治疗以清热、祛风、除湿为基本治疗原则。熏蒸或熏洗法是治疗本病十分关键而重要的方法，此二法根据辨证不同而方药不同，起到扩张毛孔直达病所的作用，故在行其他外治法前均应先熏洗，故特将其放到外治法之首，以示重要。清洗时，均应拭去鳞屑、脓痂、已松脱的睫毛及清除毛囊中的脓液，充分暴露病损处，才能药到病所，尤其在预防复发及反复发作病例疗效突出。

第五节　眼睑痉挛

眼睑痉挛是指眼睑不由自主地牵拽跳动的眼病。属中医学的"胞轮振跳"范畴；该病名见于《眼科菁华录·卷上·胞睑门》。又名目瞤、睥轮振跳。本病常见于成年人，上、下胞睑均可发生，但以上胞多见，可单眼或双眼发病。胞轮振跳类似于西医学眼轮匝肌及面神经痉挛引起的眼睑痉挛。

1. 临床诊断

胞轮振跳，牵及眉际或面颊，时作时止，不能自主控制，重者振跳频繁，甚则可伴口角牵动。

2. 中医分型

（1）血虚生风：胞睑振跳牵拽面颊，眉紧肉跳，头昏目眩。舌质淡红，苔薄，脉弦紧。

（2）心脾两虚：胞睑跳动，时疏时频，劳累或情绪紧张时加重，虚烦失眠，怔忡健忘。舌质淡，脉细弱。

（3）肝风内动：胞轮振跳，牵拽面颊或口角，耳鸣头胀，烦躁易怒。舌红，苔薄，脉弦。

一、药物外治法

（一）穴位注射法

处方 074

复方樟柳碱注射液

【用法】用 5ml 注射器抽取复方樟柳碱注射液 2ml，常规消毒患眼颞侧皮肤，术者一手持注射器，另一手绷紧皮肤，针面向上，对准注射部位迅速刺入皮下。注射部位选择：眉梢上 1cm 与发际缘连线，眶下缘外端与耳前发际缘连线，在 4cm×5cm 范围内，以 45°角刺入皮下，抽无回血即可注射，1 次 / 天，10 天为 1 个疗程。

【适应证】用于各型眼睑痉挛：症见胞轮振跳，牵及眉际或面颊，时作时止，不能自主控制，重者振跳频繁，甚则可伴口角牵动。

【注意事项】严格按照操作规程操作。

【出处】《国际眼科杂志》2013，12（5）：1032.

处方 075

东莨菪碱注射液

【用法】东莨菪碱针每 1ml 含 0.3mg，每穴注射 0.1mg，每日总量 0.3mg。上胞振跳取攒竹穴，下睑振跳取承泣穴，全胞睑振跳取瞳子髎、攒竹、承泣，涉及面部加取颧髎穴，隔日注射 1 次。

【适应证】用于各型眼睑痉挛：症见胞轮振跳，牵及眉际或面颊，时作时止，不能自主控制，重者振跳频繁，甚则可伴口角牵动。

【注意事项】严格按照操作规程操作。

【出处】《河南中医》2002，22（1）：56.

（二）中药离子导入法

处方 076

芍药甘草汤（生白芍 45g，生甘草 10g）。

【用法】上药常规煎取 50ml。患者取仰卧位，嘱其闭目，将规格为 4cm×5cm 的无菌两层纱布用药液浸湿，放置于眼睑皮肤，然后将直流电的导入电极衬垫放置在药物纱布上，另一极置于右手腕部，两眼同时作电离子导入，电流可增至 1~3mA，具体通电强度需根据患者的耐受程度调整。每周 3 次，连续治疗 4 周。

【适应证】用于各型眼睑痉挛：症见胞轮振跳，牵及眉际或面颊，时作时止，不能自主控制，重者振跳频繁，甚则可伴口角牵动。

【注意事项】电流强度需根据患者的耐受程度调整。

【出处】《浙江中医杂志》2017，52（4）：287.

处方 077

丹参注射液。

【用法】离子导入治疗可采用多功能眼病治疗仪。嘱咐患者平卧位，采用 2 块无菌纱块和 4ml 的丹参注射液，用纱块蘸取药液将双眼覆盖，患者闭上眼睛后带上眼罩，将频率调整到有轻微针刺感，没有灼热和疼痛以及瘙痒。每天进行 1 次治疗，15 分钟 / 次。

【适应证】用于各型眼睑痉挛：症见胞轮振跳，牵及眉际或面颊，时作时止，不能自主控制，重者振跳频繁，甚则可伴口角牵动。

【注意事项】治疗过程中注意观察电流的变化，避免灼伤眼周皮肤。

【出处】《双足与保健》2019，（1）：125-126.

二、非药物外治法

（一）针刺法

处方 078

痉挛眼的眼轮匝肌，同时配合风池、四神聪、上星、印堂、合谷、太冲、阳陵泉、足三里、三阴交等穴。

【操作】采取排刺痉挛眼的眼轮匝肌，同时配合风池、四神聪、上星、印堂、合谷、太冲、阳陵泉、足三里、三阴交等穴。排刺采用25mm长的毫针，针刺呈水平方向，间距3mm，视轮匝肌痉挛范围不同可以针刺2~3排，每排5针，由于眼睑血管丰富，施针时应手法轻快，尽量避开上下眼睑的血管弓，以免引起皮下血肿。风池、四神聪、合谷、太冲、阳陵泉穴施行捻转泻法；足三里、三阴交穴施捻转补法；余穴位行平补平泻法，留针30分钟/次，1次/天，14天为1个疗程。

【适应证】用于眼睑痉挛：症见不能自控的眼睑跳动或眨眼，时作时止，重者振跳频繁，甚则可伴口角牵动。

【注意事项】由于眼睑血管丰富，施针时应手法轻快，尽量避开上下眼睑的血管弓，以免引起皮下血肿。

【出处】《中医临床研究》2016，8（28）：98–99.

处方 079

攒竹、鱼腰、丝竹空、瞳子髎、承泣。

【操作】以"双龙戏珠"针法治疗，以两根针方向相对应，分别沿上、下眼眶平刺，形成两根针上下"包围"眼球的状态。上方自攒竹刺入，透鱼腰、丝竹空；下方自瞳子髎下方沿眶下缘刺入，透承泣，至眶内下缘交界或至鼻骨。针体到位后两手分持两针柄，同时捻转，产生强烈酸胀针感。施针时间5分钟。每天行针1次。以15天为1个疗程。每个疗程间均间隔3天。

【适应证】用于眼睑痉挛：症见胞轮振跳，牵及眉际或面颊，时作时止，不能自主控制，重者振跳频繁，甚则可伴口角牵动。

【注意事项】①严格无菌操作，防止感染；②进针、出针时应快速准确；③针刺时，要嘱咐患者不要移动肢体，以防弯针。

【出处】《广西中医学院学报》2009，（4）：12.

处方 080

太冲、合谷、膈俞、肝俞、脾俞、申脉。

【操作】上睑跳加丝竹空、阳白、鱼腰、攒竹；下睑跳加承泣、四白、下关。取 0.25mm×40mm 毫针，针用补泻兼施法，太冲、合谷、申脉用泻法；膈俞、肝俞、脾俞用补法。用徐疾补泻法行针，即操作时，先在浅部候气，得气后将针缓慢向内推进到一定深度，退针时快速提至皮下，这种徐进疾退手法为补法；而操作时，进针要快，一次刺到应刺深度候得气后缓慢出针，这种疾进徐退手法为泻法。留针 30 分钟，隔 10 分钟行针 1 次。每天 1 次，10 次为 1 个疗程，治疗 1~2 个疗程。疗程间相隔 2 天。

【适应证】用于各型眼睑痉挛：症见不能自控地眼睑跳动或眨眼，时作时止，重者振跳频繁，甚则可伴口角牵动。

【注意事项】凝血功能障碍或血小板减少者，严重心、肝、肺、肾等原发性疾病患者，肝炎、肺结核等传染性疾病患者禁用此法。

【出处】《上海针灸杂志》2011，30（10）：699.

✤处方 081

主穴：双侧照海、申脉；配穴：后溪、绝骨、风池、四关（合谷、太冲），心脾两虚加三阴交、心俞、脾俞、足三里，血虚生风加血海、膈俞、丝竹空。

【操作】常规消毒以上穴位。照海穴于内踝最高点下两骨缝间凹陷处取之。后溪穴手握拳，于第五掌指关节后尺侧赤白肉际凹陷处取穴，直刺 0.5~0.8 寸。双侧风池穴直刺 1~1.5 寸，提插捻转，使针感往双眼传导，同时捻转双侧申脉穴，运针 1 分钟后留针 30 分钟，每 10 分钟运针 1 次。针灸并用，补阴跷泻阳跷，余穴平补平泻。隔日 1 次，连续 10 次为 1 个疗程，一般休息 3 天继续第 2 个疗程，共 1~2 个疗程。

【适应证】用于各型眼睑痉挛：症见胞轮振跳，牵及眉际或面颊，时作时止，不能自主控制，重者振跳频繁，甚则可伴口角牵动。

【注意事项】凝血功能障碍或血小板减少者，严重心、肝、肺、肾等原发性疾病患者，肝炎、肺结核等传染性疾病患者禁用此法。

【出处】《吉林中医药》2001，（4）：46.

✤处方 082

申脉。

【操作】穴位常规消毒后，快速直刺 0.3~0.5 寸，行针强刺激捻转泻法，得气后令患者按摩眼部，以利气血运行，留针 15 分钟。每日 1 次，7 次为 1 个疗程。久病者可针灸并用，1~3 个疗程。

【适应证】用于各型眼睑痉挛：症见胞睑跳动频繁，久跳不止。

【出处】《中国针灸》2003，（12）：708.

（二）梅花针疗法

处方 083

眼周（上至眉弓上 1cm，下至眶下缘 1cm，内侧至鼻梁中部，外侧至太阳穴附近）及重点穴位：攒竹、鱼腰、太阳、睛明、上明、四白、球后（以上穴位均为患侧）。

【操作】患者取坐位，以 75% 乙醇常规消毒，用梅花针做眼周局部叩刺及重点穴位叩刺。眼周叩刺每次 3 分钟，每个重点穴位叩刺 1 分钟。刺激强度一般为弱刺激，以眼周皮肤潮红，不渗血为宜，体型胖壮者刺激可加为中等强度。10 天为 1 个疗程，一般 1~2 个疗程。

【适应证】用于各型眼睑痉挛：症见不能自控的眼睑跳动或眨眼，时作时止，重者振跳频繁，甚则可伴口角牵动。

【注意事项】针刺强度一般为弱刺激，以眼周皮肤潮红，不渗血为宜，体型胖壮者刺激可加为中等强度。

【出处】《河北中医》2009，31（7）：1057.

（三）电针法

处方 084

太阳、四白、丝竹空、攒竹。

【操作】将黏性圆形直径 3mm 的电极片代替毫针，贴敷于所取眼周穴位，连接电针仪，选用疏密波。每天 1 次，每次 15 分钟。

【适应证】用于儿童眼睑痉挛（血虚生风型）：症见胞轮振跳不休，或牵拉颜面或口角𬌗动，或头晕目眩，面色少华，舌质淡红，苔薄，脉细弦。

【注意事项】凝血功能障碍或血小板减少者，严重心、肝、肺、肾等原发性疾病患者，肝炎、肺结核等传染性疾病患者禁用此法。

【出处】《湖南中医杂志》2019，35（4）：74-75.

处方 085

攒竹、睛明、承泣、瞳子髎等。

【操作】选择攒竹、睛明、承泣、瞳子髎等穴位使用 DY– 多功能眼病治疗仪行脉冲电针治疗，以患者有酸胀感为宜。1 次 / 天，连续 10 天为 1 个疗程，连续治疗 2 个疗程；病情严重者需治疗 3~4 个疗程。

【适应证】用于各型眼睑痉挛：症见胞轮振跳，牵及眉际或面颊，时作时止，不能自主控制，重者振跳频繁，甚则可伴口角牵动。

【注意事项】凝血功能障碍或血小板减少者，严重心、肝、肺、肾等原发性疾病患者，肝炎、肺结核等传染性疾病患者禁用此法。

【出处】《黑龙江医学》2019，43（4）：367–368.

（四）脐针法

处方 086

脐十二地支六经辨证的青龙三针（即十二地支全息图的寅、卯、辰三个方位）和脐后天八卦全息图的坎位。

【操作】脐部常规消毒后，选用直径为 0.25mm，长度为 25mm 的毫针，按照卯、辰、寅、坎的顺序，在察有色素沉着、褶皱、结节处，透皮后捻转平刺进针，深度约 0.8 寸，留针 30 分钟，出针时以左手持消毒干棉签轻压针刺部位，右手持针小幅度捻转缓慢出针。隔日 1 次，10 次为 1 个疗程。

【适应证】用于各型眼睑痉挛：症见频繁不自主的眼轮匝肌抽搐与痉挛，眼干、疲劳、视力下降等。

【注意事项】凝血功能障碍或血小板减少者，严重心、肝、肺、肾等原发性疾病患者，肝炎、肺结核等传染性疾病患者禁用此法。

【出处】《中医研究》2019，32（9）：58–60.

（五）揿针法

处方 087

太阳、攒竹、四白、丝竹空、合谷、足三里穴位。

【操作】周围皮肤常规消毒后，用镊子夹取带有揿针的胶布，揿针针尖瞄准穴位按下，揿入皮肤，嘱患者不定时按压贴针部位，使其产生酸胀感，面部选取靠近患处穴位。揿针每天更换 1 次。每日 1 次，连续 14 天为 1 个疗程。

【适应证】用于久跳不止的眼睑痉挛：症见胞睑跳动，或牵及眉际、面颊，不能自主控制，胞睑皮肤正常，眼外观端好。

【注意事项】凝血功能障碍或血小板减少者，严重心、肝、肺、肾等原发性疾病患者禁用此法。

【出处】《中国中医药现代远程教育》2018，16（9）：124-126.

（六）耳穴压豆法

处方 088

眼、神门。若见情志抑郁、胁痛纳呆、饮食减少、舌淡苔白、脉浮微弦，则为肝郁气滞型，耳穴取肝、脾、内分泌；若见头晕头痛、耳鸣、性情急躁、腰膝酸软，或面红目赤心烦，平时有高血压，舌红苔黄，脉弦细数或弦硬而长，则为肝风内动型，耳穴取肾；若汗出恶风，体倦乏力，舌淡苔薄，脉浮大无力则为气血虚弱型，耳穴配脾；症见失眠多梦耳穴取心、皮质下。

【操作】将洗净的王不留行籽，置于耳穴板凹里，正方形胶布帖上备用。患者坐位，治疗时用酒精棉球消毒耳部，晾干后，对准上述耳穴贴压。一般采用单侧贴压，双侧交替使用，嘱患者每 4 小时按压一次，跳动频繁者每 3 小时按压一次，每次每个穴位都按压 30 秒~1 分钟，以患者耳部有烘热感为度。每隔 3 天更换 1 次，10 次为 1 个疗程。

【适应证】用于各型眼睑痉挛：症见胞轮振跳，牵及眉际或面颊，时作时止，不能自主控制，重者振跳频繁，甚则可伴口角牵动。

【注意事项】轻轻按压耳穴以产生疼痛或酸胀感为宜。

【出处】《河南中医》2015，35（5）：1133-1135.

处方 089

主穴取肝、脾、眼

【操作】两耳交替用穴，虚证加肾、心，实证加耳尖。用王不留行籽贴压，每天用手按压 3~5 穴，一般保留 3~5 天。

【适应证】用于各型眼睑痉挛（胞轮振跳）。

【注意事项】轻轻按压耳穴以产生疼痛或酸胀感为宜。

【出处】《浙江中医杂志》1998，（11）：525.

处方 090

双耳取穴：眼睑（耳穴经验穴，在口与食道之间）、皮质下、内分泌、神门、肝、脾、脑。

【操作】王不留行籽固定于 0.6cm×0.6cm 方格的胶布上，贴压于敏感点处，留置 3~5 天。患者每日自行按压 2~3 次，每次 3~5 分钟。

【适应证】用于各型眼睑痉挛：症见胞轮振跳，牵及眉际或面颊，时作时止，不能自主控制，重者振跳频繁，甚则可伴口角牵动。

【注意事项】轻轻按压耳穴以产生疼痛或酸胀感为宜。

【出处】《吉林中医药》2004，24（9）：48.

（七）耳针法

处方 091

脾、肝、眼、心、神门。

【操作】用弹簧探棒在穴区定准耳穴。耳穴皮肤先用 2% 碘酊消毒，再用 75% 乙醇消毒并脱碘。医者用左手拇食两指固定耳廓，中指托着针刺部位的耳背，右手持 0.25mm×40mm 毫针用插入法进针，刺入 2~3 分即可达软骨，其深度以毫针能稳定而不摇摆为宜，但不可刺透耳廓背面皮肤。手法以小幅度捻转为主，用中等强度刺激，留针 30 分钟，隔 10 分钟行针 1 次。双耳交替取穴。每天 1 次，10 次为 1 个疗程，治疗 1~2 个疗程。疗程间相隔 2 天。

【适应证】用于各型眼睑痉挛：症见胞轮振跳，牵及眉际或面颊，时作时止，不能自主控制，重者振跳频繁，甚则可伴口角牵动。

【注意事项】轻轻按压耳穴以产生疼痛或酸胀感为宜。

【出处】《上海针灸杂志》2011，30（10）：699.

（八）推拿法

处方 092

主穴取四白、风池。若见情志抑郁、胁痛纳呆、饮食减少、舌淡苔白、脉浮微弦，则为肝郁气滞型，配太冲、足三里；若见头晕头痛、耳鸣、性情急躁、腰膝酸软，或面红目赤心烦，平时有高血压，舌红苔黄，脉弦细数或弦硬而长，则为肝风内动型，配太溪、肾俞；若汗出恶风，体倦乏力，舌淡苔薄，脉浮大无力则为气血虚弱型，配三阴交；症见失眠多梦配百会穴、劳宫穴。

【操作】六部洗手消毒后，保持手指温热，拇指、指腹由轻到重垂直向下按压四白穴，以患者耐受为度，持续 2 分钟，松开 1 分钟，然后拇指、食指指腹按压两侧风池穴，朝向内上方眼的位置，逐渐施压 2 分钟，以患者眼部有胀感为最佳，此为一个循环。如果眼睑停止跳动则不再按压，如果还有抽颤继续前述操作，连续做三个循环。每天按压直至好转。

【适应证】用于各型眼睑痉挛：症见胞轮振跳，牵及眉际或面颊，时作时止，不能自主控制，重者振跳频繁，甚则可伴口角牵动。

【注意事项】力度适中。

【出处】《河南中医》2015，35（5）：1133-1135.

处方 093

阳白、四白、攒竹、丝竹空、肝俞、脾俞、关元、气海、手三里、合谷、足三里、太冲。

【操作】采用揉法、摩法、震荡法、点压法。摩、震关元、气海、脾俞，点压肝俞、合谷、太冲，揉眼周诸穴。

【适应证】用于血虚生风型和心脾两虚型眼睑痉挛。

【注意事项】力度适中。

【出处】《江苏中医》1989，（3）：15.

（九）埋线法

处方 094

丝竹空、鱼腰、攒竹、四白、太阳、合谷、太冲、三阴交、足三里。

【操作】患者仰卧于治疗床上，患侧选定穴位，用碘伏或乙醇常规严格消毒局部皮肤，选用 7 号埋线针，4-0 号羊肠线，取出 0.5cm 的羊肠线，放入针管用针芯抵住，对准穴位快速刺入。面部穴位采用平刺，四肢穴位采用直刺，深度为 15~25mm。获得针感后，针芯抵住羊肠线向前推，针管向后退，退出穿刺针后，针孔处消毒棉球按压，用胶布固定。每隔 20 天治疗 1 次，1 次为 1 个疗程，治疗 3 个疗程，疗程间休息 10 天。

【适应证】用于各型眼睑痉挛：症见眼睑不自主抽动，眉紧肉跳，或牵拉面颊口角，重者抽动不止。

【注意事项】严格按照操作规程消毒，操作。

【出处】《中国民间疗法》2017，25（9）：24-25.

处方 095

眼部埋线。

【操作】患侧眼睑局部常规消毒，2% 利多卡因 2~3ml 局部浸润麻醉，用持针器夹持带 1 号羊肠线或缝合用丝线的 24 号缝合针，从外眦近上眶缘处进针，经眼睑皮下及眼睑轮匝肌之间，由内眦上方近眶缘处出针，紧贴皮肤剪断两端线头，轻提起眼睑皮肤，线头自然埋入皮下。术毕针眼处敷以酒精棉球，胶布条固定，2 天后拆除。

【适应证】用于各型眼睑痉挛：症见胞轮振跳，牵及眉际或面颊，时作时止，不能自主控制，重者振跳频繁，甚则可伴口角牵动。

【注意事项】操作中应注意器械及局部皮肤消毒要严格，以防止感染；眼睑有皮肤病或感染病灶时，应先将其治愈，然后再行埋线疗法；进针时切勿刺穿睑板，以免伤及眼球；埋线后，个别患者出现发热、局部肿痛等无菌炎症，一般无须治疗，一周后可自行消失。

【出处】《中国民间疗法》1999，（5）：11.

综合评按：眼睑痉挛是指眼睑不由自主地牵拽跳动的眼病，是眼轮匝肌及面神经痉挛引起的眼睑痉挛，属中医学"胞轮振跳"范畴。中医认为胞轮振跳是由于久病过劳、思虑过度等损伤心脾、心脾血虚，气血不足而筋急振搐；或肝虚不足，血虚生风，虚风内动致筋惕肉动；或情志不遂，肝郁气滞，经气逆乱则肝风内动、上扰头面，故胞睑肌肤振跳，甚至牵及面颊。《证治准绳·七窍门》曰："乃气分之病，属肝脾二经络牵振之患。人皆呼为风，殊不知血虚而气不顺，非纯风也。"故本病以"抽动、收引"为特征，不仅以风邪为患，尚兼血虚。针灸治疗有调节神经、舒筋活络、行气活血，改善局部血液循环，促进新陈代谢的作用。针刺治疗在于远近配合取穴，眼周围穴位如攒竹、阳白、四白、承泣等可直达病所，调节眼部经气，舒筋活络，改善眼周围组织的气血运行。远端取穴以多气多血的阳明经为主，可疏通经气，调和气血，筋肉得以濡养；《灵枢》曰："耳为众脉之所聚"。按压耳穴眼、肝、脾、肾、目1、目2等，可起到疏通经络、调畅气血、平肝息风的作用，以达到缓解眼肌跳动的作用。有研究表明针刺配合耳压治疗特发性眼肌痉挛总有效率可达92.6%，疗效明显，操作简便有效，缩短病程，复发率降低，是一种较为有效的治疗方法。另外胞轮振跳虽为轻浅小疾，但久而失治有发生牵吊之虞。临床观察表明病程愈短，治疗愈快而佳，反之病程愈长则起效较慢。本病具有复发性，所以治愈后患者要注意避免劳倦过度，用眼疲劳及外界精神刺激等因素的影响。宜调理情志、生活有规律、睡眠充足，可避免本病的发生，减少复发的概率。

第六节　沙眼

　　沙眼属中医学的"椒疮"范畴。沙眼是一种由沙眼衣原体感染所致的慢性结膜角膜炎症，具有传染性。因病变的结膜面有细胞浸润、乳头增生和滤泡形成而变粗糙，故称沙眼。是致盲的主要眼病之一。其临床特点：初起时可无症状或有痒感、烧灼、干燥、异物感和视力模糊等症，病程长，易伴发急性结膜炎和角膜溃疡。

1. 临床诊断

　　（1）本病始发于上睑内面，尤以两眦为先，椒疮、粟疮相杂布生。表面粗糙，血管模糊，继之睑内面漫布，波及风轮，赤膜下垂，赤膜前端星翳迭起。后期，上睑内面，出现白色条状瘢痕。沙眼分期：Ⅰ（浸润进行期）上穹窿部和上睑结膜有活动性病变，血管模糊，乳头增生，滤泡形成。Ⅱ（退行期）有活动性病变，同时出现瘢痕。Ⅲ（完全结瘢期）仅有瘢痕而无活动件病变。诊断沙眼之轻重，将上睑分成三等分，活动性病变未超过睑结膜 1/3 者为轻"+"，1/3~2/3 者为中"++"，超过 2/3 者为重"+++"。

（2）起病缓慢，双眼罹患，初起睑内微痒，稍有干涩及少量黏眵。病情重者，羞明流泪，沙涩难睁，视物模糊，白睛红赤，眼眵黏稠等。

2. 中医分型

（1）风热壅盛：睑内面血管模糊，眦部红赤颗粒累累，目痒涩痛，生眵、流泪。舌红，苔薄黄，脉浮数。

（2）湿热蕴结：睑内面红赤及颗粒丛生，血管模糊，垂坠难开，或有赤脉下垂，痒痛交作，羞明泪黏。舌红，苔黄腻，脉濡数。

（3）血热瘀滞，胞睑厚硬，或有白色条纹，风轮受侵，赤膜下垂，星翳迭起，畏光泪出，涩痛难睁。舌暗红，苔薄黄，脉数有力。

一、药物外治法

（一）点眼法

处方 096

黄连西瓜霜滴眼液

【**用法**】配制方法：小檗碱 2.5g，西瓜霜 25g，硼砂 1g，加蒸馏水 1000ml，加热溶化。西瓜霜制作方法，将皮硝装入挖去部分瓜瓤的西瓜内盖好，悬挂于阴凉通风处，约 10 日后，西瓜皮冒出白霜，装瓶内备用。黄连西瓜霜眼液滴眼，日 4~5 次。

【**适应证**】沙眼：症见痒涩羞明，异物感，生眵流泪，睑内血管模糊，睑内面漫布乳头、滤泡，或有赤脉下垂。

【**注意事项**】①药水应用蒸馏法取汁，药粉应高压消毒；②只能将药点入目内眦处；③应谨慎使用该法，避免刺激。

【出处】《中国乡村医药》1996，3（7）：7-8.

（二）浸洗法

处方 097

双花合剂（蒲公英、菊花、秦皮、鱼腥草、连翘）。

【用法】方以蒲公英、菊花、秦皮、鱼腥草、连翘配制，制成每毫升含生药 0.8g 的双花合剂粗提液，调整 pH 大约在 6.8~7.2 之间，分装在 500ml 盐水瓶，灭菌备用。用时取该液 500ml，用输液架固定吊瓶，输液控制器调节开关控制药液量，冲洗患眼结膜。日 2 次，7 天为 1 个疗程。

【适应证】沙眼：症见目痒异物感、涩痛、羞明流泪；血管模糊充血、乳头增生、滤泡形成。可伴见角膜血管翳或疤痕形成。

【注意事项】眼睑溃破者禁用。

【出处】《四川中医》2000，18（1）：53.

（三）药棒法

处方 098

海螵蛸棒。

【用法】将海螵蛸磨剔成棒状，用黄连水煮沸消毒，取出待干备用。术眼点 1% 丁卡因液作表面麻醉，用生理盐水及 1/5000 升汞液冲洗结膜囊。左手翻转眼睑，暴露穹窿部。右手持海螵蛸棒，以轻快手法来回多次摩擦睑结膜及穹窿部，至见到点状出血为度。摩擦后，以生理盐水冲洗，涂抗生素眼膏。病变广泛者可分多次摩擦。

【适应证】乳头增生严重的沙眼。

【注意事项】海螵蛸严格消毒，按操作规程执行；摩擦时手法宜轻巧，不可过重，避免损害黑睛。病变广泛者可分多次摩擦，以患者能耐受为度。

【出处】关国华.《中医眼科诊疗学》上海中医药大学出版社.

处方 099

光明草（又称狗尾巴草）。

【用法】采集光明草（又称狗尾巴草）剪去尾巴，取其中间段，用手指摸其末端感到不光滑，有如同摸细砂纸的感觉。消毒后利用其摩擦病灶，主要是上睑结膜的穹窿部位，手法宜轻巧，以摩至少量出血为度，然后以30% 的硼酸水冲洗或用一般的消炎眼药水冲洗以防并发炎症。一般 7 天擦治 1 次，4 次为 1 个疗程。

【适应证】乳头、滤泡增生严重的沙眼。

【注意事项】严格消毒，摩擦时手法宜轻巧，不可过重，避免损害黑睛。配合滴用消炎眼药水。

【出处】《中国民间疗法》1998，（5）：58.

二、非药物外治法

（一）壮医药线点灸疗法

🥣处方 100

第 1 组穴位：攒竹、太阳、鱼腰。第 2 组穴位：阳白、四白、瞳子髎。以上两组穴位交替使用，均取患侧。

【用法】使用广西中医学院壮医门诊部制作的 Ⅱ 号药线（直径 0.07mm），每穴一壮，每日 1 次，10 次为 1 个疗程。

【适应证】主治浸润进行期沙眼。

【注意事项】掌握火候，避免感染。

【出处】《广西中医药》1993，6（16）：3.

（二）镰洗法

🥣处方 101

消毒小锋针刺刮患处。

【用法】用小锋针之针锋刺刮患处，或用细小棘刺，滚转拖刮疮处，以祛除浅浮之血膜，镰洗积瘀，使患部轻快，加速愈合。

【适应证】主治浸润进行期沙眼。

【注意事项】严格消毒，按操作规程执行。

【出处】《中国乡村医药》1996，3（7）：7-8.

综合评按：沙眼属中医学"椒疮"范畴，为临床常见病，且复发率高，其临床特点：初起时可无症状或有痒感、烧灼、干燥、异物感和视力模糊等症，病程长，易伴发急性结膜炎和角膜溃疡。《审视瑶函·椒疮症》中谓"血滞脾家火，胞上起热疮"引起本病的发生。沙眼为外眼病，多采用外治疗法，本文所载药棒、浸洗等疗法，适用于浸润进行期椒疮。沙眼是结膜的慢性炎症，应用中医外治法简便实用，无副作用，值得推广。

第七节　沙眼血管翳

沙眼血管翳属中医学的"赤膜下垂"范畴，是沙眼后期症状，是白睛赤膜贯下，由黑睛上缘浸入，簇集似膜，状如垂帘，又名垂帘翳。中医认为多因肝肺风热壅盛，或肝火上乘于目、热郁脉络致成本病。多见于椒疮、粟疮之后期。

1. 临床诊断

羞明流泪，灼热刺痒，目珠疼痛，视物欠清。胞睑内面颗粒丛生，白睛上方红赤，黑睛上缘赤脉下垂，侵及黑睛，向下伸展，其状似帘，赤脉下端生翳如星，或如月牙。甚则赤脉簇集，肥厚似膜，逐渐延伸，可掩瞳神，难以消退，视力受损。若赤脉由各方向黑睛生长，越过瞳仁，障满乌珠者，则变为血翳包睛。

2. 中医分型

（1）肝肺风热上壅型：眼沙涩刺痒，灼热流泪，眵多而稀。睑内颗粒丛生，白睛上方红赤，黑睛上缘丝脉赤红下垂。可见头痛，脉浮数，舌苔薄白。

（2）肝经火炽型：怕热羞明，头目疼痛，热泪频频。白睛红赤，黑睛上缘赤脉粗大、增厚似膜，赤脉尽头，点状星翳，可兼有头痛头昏，口干溺黄。

（3）脾胃热盛型：泪出羞明，沙涩灼热，眵多而黄，赤脉粗大，簇集肥厚，其状似膜。可见口干思饮，大便干结，舌质红、苔微黄，脉洪或滑数。

药物外治法

（一）涂擦法

🥣处方 102

炉甘石、冰片、硼砂、小檗碱、白芷。

【用法】上药研极细加基质为膏，1 日 3 次或睡前涂眼。

【适应证】主治肝肺风热上壅型沙眼血管翳（赤膜下垂）。

【注意事项】眼睑溃破者禁用。

【出处】贾一江，庞国明，府强.《当代中药外治临床大全》中国中医药出版社.

（二）点眼法

🥣处方 103

清凉煎：龙脑、腻粉、马牙硝、秦皮各 30g，黄连、防风各 1g。

【用法】上药为末研极细。以水两碗浸药两日后，煎取两大盏，滤取去粗，更煎三五沸。加入龙脑，搅匀密封，勿令尘入，用之点眼。

【适应证】主治肝经火炽型沙眼血管翳（赤膜下垂）。

【出处】贾一江，庞国明，府强.《当代中药外治临床大全》中国中医药出版社.

🥣处方 104

黄连西瓜霜眼药水：川连 5g，西瓜霜 5g，硼砂 0.2g，硝苯汞 0.004g，蒸馏水 100ml。

【用法】先将川连放在水内加热煮沸半小时，过滤后加入西瓜霜等药，再加热待烊后过滤，再加水至 100ml 即成。每日点眼 3~4 次。

【适应证】主治肝肺风热上壅型沙眼血管翳（赤膜下垂）。

【注意事项】制剂严格消毒，眼睑溃破者禁用。

【出处】贾一江，庞国明，府强.《当代中药外治临床大全》中国中医药出版社.

　　综合评按：沙眼血管翳属中医学的"赤膜下垂"范畴，为沙眼后期症状，多影响视力，中医学认为该病多由肝肺脾经炽热上壅于目所致。在外治法中，方多法少，临床多用点眼法和涂擦法。单用外治法治疗，是为治标缓急之策，见效较慢。在临床中配合内服清热泻火之剂，标本同治，可取捷效。

第八节　急性卡他性结膜炎

　　急性卡他性结膜炎属中医学"暴风客热"的范畴，指平素内热阳盛之人，外感风热之邪而发生白睛红肿热痛，甚则可致黑睛生翳的一种急性外障眼病。此乃一种暴发性眼病，突然而来，白睛暴发红赤肿胀，病急势猛。亦有某些传染性不强而反应较重的急性细菌性结膜炎与本病有相似之处。

　　1. 临床诊断

　　（1）骤然发病，胞睑红肿，白睛红赤，甚则白睛赤肿隆起，高于黑睛，多眵。如不及时治疗，可致黑睛边缘生翳。

　　（2）睑内面红赤，粟粒丛生。严重者可见附有灰白色伪膜，易于擦去，但又复生。

　　（3）患眼沙涩，灼痛，刺痒，畏光，眵泪胶黏。可伴恶寒发热，鼻塞流涕等症。

　　2. 中医分型

　　（1）风重于热：胞睑微红，白睛红赤，痒涩并作，羞明多泪，伴见头痛鼻塞，恶风发热。舌红，苔薄白，脉浮数。

　　（2）热重于风：胞睑红肿，白睛红赤，热泪如汤。或眵多胶结，怕热畏光，口干溺黄。舌红，苔黄，脉数。

　　（3）风热俱盛：胞睑红肿，白睛红赤肿胀，睑内面或有伪膜。患眼沙涩，灼热，疼痛。舌红，苔黄，脉数。

一、药物外治法

（一）点眼法

处方 105

黄连西瓜霜眼药水：由硫酸小檗碱 0.5g，西瓜霜 5g，硼砂 0.2g，硝苯汞 0.002g。

【用法】上药加蒸馏水 100ml，用消毒纱布过滤后静置于消毒玻璃杯中，沉淀后取澄清液装入滴管瓶或注射器内备用。每只眼点 2 滴，每天 4 次，连续 3 天或至愈；用于预防时，每只眼点 1 滴，每天 4 次，连点 3 天。

【适应证】用于各型急性卡他性结膜炎：症见患眼沙涩，灼痛，畏光，眵泪胶黏，胞睑红肿，白睛红赤，甚则赤肿隆起，睑内面红赤，严重者附有灰白色伪膜，易擦去，但又复生。

【注意事项】配制药液要严格消毒。

【出处】《中国乡村医药》1996，3（11）：7–9.

处方 106

拨云锭眼药水：冰片、麝香、炉甘石、胆草等。

【用法】上药加蒸馏水 100ml，用消毒纱布过滤后静置于消毒玻璃杯中，沉淀后取澄清液装入滴管瓶或注射器内备用。每只眼点 1 滴，每天 4 次，至愈。

【适应证】用于各型急性卡他性结膜炎：症见患眼沙涩，灼痛，畏光，眵泪胶黏，胞睑红肿，白睛红赤，甚则赤肿隆起，睑内面红赤，严重者附有灰白色伪膜，易擦去，但又复生。

【注意事项】配制药液要严格消毒。

【出处】贾一江，庞国明，府强.《当代中药外治临床大全》中国中医药出版社.

处方 107

清凉眼药水：由炉甘石、冰片、熊胆明目眼药水组成。

【用法】上药加蒸馏水 100ml，用消毒纱布过滤后静置于消毒玻璃杯中，沉淀后取澄清液装入滴管瓶或注射器内备用。每只眼点 1 滴，每天 4 次，至愈。

【适应证】用于各型急性卡他性结膜炎：症见患眼沙涩，灼痛，畏光，眵泪胶黏，胞睑红肿，白睛红赤，甚则赤肿隆起，睑内面红赤，严重者附有灰白色伪膜，易擦去，但又复生。

【出处】贾一江，庞国明，府强 .《当代中药外治临床大全》中国中医药出版社 .

（二）熏洗法

处方 108

桑叶 30g，金银花 12g，野菊花 12g。

【用法】将上述药物加水 500ml，浸泡 10 分钟，用文火煎沸 15 分钟，待药液热汽能使眼睛耐受时，趁热熏患眼 10 分钟，然后过滤取药液，用消毒纱布蘸药反复洗患眼 5 分钟，每日 1 剂，熏洗 3 次，3 天为 1 个疗程。

【适应证】用于风热并重型急性卡他性结膜炎：症见患眼痒涩灼痛，有异物感，怕热畏光，眵多黄稠，结膜充血，兼见头痛鼻塞，恶寒发热，口干口苦，小便黄，大便干，舌红苔黄，脉数。

【注意事项】药液温度适中，眼睑溃破者禁用。

【出处】《中国中医急症》2013，22（9）：1471.

（三）中药超声雾化法

处方 109

金银花 20g，黄芩 10g，防风 10g，连翘 20g，大青叶 15g，菊花 30g，蒲公英 20g。

【用法】将上述药物煎成汤剂后常温静置、离心、过滤，取上清液备用，24 小时内用完。每次注射器抽取 30ml 中药注入药杯中，采用超声波雾化器，用雾化管连接喷嘴，喷雾口正对患者双眼，治疗时患者应尽量睁大双眼，可根据自身情况调整合适的角度。在常温下通过超声振动将中药雾化成 1~5μm 的微粒，直接作用于患者的角膜和结膜，患者可根据自身情况调整雾化量大小，开机定时 20 分钟，直至药液雾化完毕，每天 1 次，连续 7 天为 1 个疗程。

【适应证】用于各型急性卡他性结膜炎：症见白睛红赤，眵多黏稠，灼热痒痛。

【注意事项】眼睑皮肤破损者禁用。

【出处】《山西医药杂志》2019，48（13）：1606.

二、非药物外治法

（一）针刺法

🥣**处方 110**

合谷、曲池、攒竹、丝竹空、睛明、瞳子髎等穴。

【操作】患者取平卧位，眼周穴位以 1 寸毫针直刺 0.5 寸，每日 1 次，留针 40~60 分钟，实证用泻法，虚证用补法，7 次为 1 个疗程，眼周穴位不易提插、捻转。

【适应证】用于各型急性卡他性结膜炎：症见患眼沙涩，灼痛，畏光，眵泪胶黏，胞睑红肿，白睛红赤，甚则赤肿隆起，睑内面红赤，严重者附有灰白色伪膜，易擦去，但又复生。

【注意事项】眼周穴注意勿刺过深，避开眼球，出针后须轻按片刻以免出血。

【出处】段俊国 .《中医眼科学》人民卫生出版社 .

（二）放血疗法

🥣**处方 111**

眉弓、眉尖、耳尖、少商、少冲、少泽。

【操作】先将耳轮从耳垂向耳尖方向揉按 2 分钟，使耳尖处气血聚集，血脉充盈，行常规消毒后，左手折耳，右手持小号三棱针，对准耳尖穴迅速入 1 分深，快速退出。出针后用双手拇、食两指将血挤出，使其出血 15 滴左右，用消毒干棉球压之片刻，勿要揉按，一般仅刺患侧，双侧患病刺双侧，根据病情每日或隔日 1 次。眉弓、眉尖、少商、少冲、少泽等点刺放血法同耳尖放血。

【适应证】用于各型急性卡他性结膜炎：症见患眼沙涩，灼痛，畏光，眵泪胶黏，胞睑红肿，白睛红赤，甚则赤肿隆起，睑内面红赤，严重者附有灰白色伪膜，易擦去，但又复生。

【注意事项】治疗前应对患者血常规及凝血功能予以有效检查，部分血小板较少，且有凝血机制障碍者禁用。

【出处】段俊国.《中医眼科学》人民卫生出版社.

处方 112

患侧太阳、少商、少冲、少泽等穴。

【操作】患侧太阳穴常规消毒后，右手持一次性无菌采血针快速点刺4~5次，后选用合适火罐吸拔于太阳穴，留罐 3 ~ 5 分钟，停止出血后取下火罐，再次清洁消毒局部。井穴定位后，医者由指根至指端捏挣患者手指数次，常规消毒穴位后，用一次性无菌采血针点刺，轻挤井穴所在指腹，使其出血 8~10 滴，每日 1 次。

【适应证】用于各型急性卡他性结膜炎：症见患眼有异物感，烧灼、刺痛、畏光。胞睑充血肿胀，白睛赤肿，大量黏液性或脓性分泌物，严重者有伪膜。

【出处】《中国民间疗法》2017，25（6）：24.

（三）耳针治疗

处方 113

眼、肝、目 2、肺等穴。

【操作】患者取坐位，进针时，医生用左手拇食两指固定耳廓，中指托着针刺部位的耳背，这样既可掌握针刺的深度，又可减轻针刺时的疼痛，用右手持针，在选定的反应点或耳穴处进针，留针 20~30 分钟，可间歇捻转，每日 1 次。

【适应证】用于各型急性卡他性结膜炎：症见患眼沙涩，灼痛，畏光，眵泪胶黏，胞睑红肿，白睛红赤，甚则赤肿隆起，睑内面红赤，严重者附有灰白色伪膜，易擦去，但又复生。

【注意事项】轻微按压，以产生酸胀、疼痛感为度。

【**出处**】段俊国.《中医眼科学》人民卫生出版社.

综合评按：急性卡他性结膜炎属中医学的"暴风客热"范畴；亦和某些传染性不强而反应较重的急性细菌性结膜炎相似。《证治准绳·杂病·七窍门》中指出本病"乃素养不清，躁急劳苦客感风热，卒然而发也"。本病来势急骤，症状明显，易于流行，临床上单一应用眼药水治疗起效慢，故应用外治法治疗暴风客热，点眼法、熏洗法、中药雾化可直达病所，针灸放血循经而行，两者结合应用标本兼治，近年来已有大量临床资料证明其有显著、可靠的疗效。中药外治暴风客热具有高效、速效直接的特点。本文所选诸法，各有特色，一般单用一法即可，也可多法并用。

第九节　流行性出血性结膜炎

流行性出血性结膜炎俗称红眼，属中医学的"天行赤眼"范畴，是一种因外感疫疠之气，白睛暴发红赤、点片状出血，常累及双眼，能迅速传染并引起广泛流行的眼病。其临床特点为发病急剧，多累及双眼，传染性极强，潜伏期短，多于 24 小时内双眼同时或先后发病，刺激症状较重，但预后良好，常见于春夏暖和季节。

1. 临床诊断

（1）白睛红赤，或见白睛溢血呈点、呈片状，胞睑红肿，黑睛可见星翳。耳前或颌下可扪及臀核。

（2）眼沙涩，灼痛，畏光流泪，甚者热泪如汤，或眵多清稀。

（3）起病迅速，邻里相传，易成流行。

2. 中医分型

（1）风热外袭：白睛红赤，沙涩灼热，羞明流泪，眵多清稀，头额胀痛。舌红，苔薄白或薄黄，脉象浮数。

（2）热毒炽盛：胞睑红肿，白睛赤肿，白睛溢血，黑睛生星翳。羞明刺痛，热泪如汤，口渴引饮，溲赤便结。舌红，苔黄，脉数。

一、药物外治法

（一）点眼法

处方 114

茶连液：春茶叶（干品）20g，黄连（研末）5g。

【用法】上药加开水 200ml，于砂锅内煮沸 10 分钟，用消毒纱布过滤后静置于消毒玻璃杯中，沉淀后取澄清液装入滴管瓶或注射器内备用。治疗急性结膜炎。每只眼点 2 滴，每天 4 次，连续 3 天或至愈；用于预防时，每只眼点 1 滴，每天 4 次，连点 3 天。

【适应证】肺肝火盛型流行性出血性结膜炎（天行赤眼）。

【注意事项】配制药液要严格消毒。

【出处】《福建中医药》1989，20（4）：17-18.

处方 115

板蓝根注射液 1 支。

【用法】取上药点眼，2~4 滴 / 日 4 次，3 天为 1 个疗程。

【适应证】肺经风热型流行性出血性结膜炎（天行赤眼）。

【注意事项】点下结膜囊内。

【出处】《湖南中医杂志》1989，5（1）：45.

（二）贴敷法

处方 116

茶叶、烟丝各适量。

【用法】先用开水浸泡茶叶 1 小杯，待冷却后倒出茶水，将烟丝放入茶水中，浸渍 1 小时左右，然后倒尽烟水，取出烟丝，轻捏至不滴水为止。患者于临睡前，用温开水清洗双眼，然后以烟丝敷双眼眼皮，用纱布覆盖，绷带固定（注意避免烟丝误入眼内）。翌日清晨，打开绷带，弃除烟丝。轻者 1 次即可，重者次日再用 1 次。

【适应证】肺经风热型急性流行性出血性结膜炎（天行赤眼）。

【出处】《广西中医药》1990, 13（3）: 26.

处方 117

黄柏、大黄、生地各 20g，红花、白芷各 15g，薄荷叶 8g，冰片 2g。

【用法】先将生地用竹刀切片晒干研粉，再将红花、大黄、黄柏、白芷、薄荷叶诸药研极细末，后加冰片混合研匀，瓶装密封备用。用时，取药末适量，以冷开水调成糊状，平摊于二层消毒纱布中央，让患者取平卧位，平敷于患处，上盖二层消毒纱布，胶布固定。贴敷时间，每次 2~3 小时，一般 1~3 次即可。

【适应证】肺肝火盛型急慢性流行性出血性结膜炎（天行赤眼）。

【注意事项】眼睑溃破者禁用。

【出处】《中医杂志》1986, 27（10）: 45.

（三）熏洗法

处方 118

千里光（又名九里明）、木贼各 9g，银花、陈艾各 6g，花椒 10 粒。

【用法】上方加水 800ml 煎后，滤去药渣，趁热倒入暖水瓶内，患眼对准暖水瓶口，利用药物热汽熏蒸；待药汤温度不高时，用消毒棉花或纱布蘸洗患眼，每次约 10 分钟，每天 2 次，连用 1~2 天或至愈。

【适应证】急性流行性出血性结膜炎：症见患眼沙涩，灼痛，畏光流泪，甚者热泪如汤，或眵多清稀，白睛红赤，或见白睛溢血呈点、呈片状，胞睑红肿，黑睛可见星翳。耳前或颌下可扪及臖核。

【出处】《广西中医药》1981,（增刊）: 105.

处方 119

桑叶 30g，野菊花、金银花各 10g。

【用法】先将药倒入砂锅内，加凉水 500ml 浸泡 10 分钟左右，再用文火煎开 15 分钟，端下砂锅，先用热汽熏患眼 10 分钟，过滤取其药液用消毒纱布一块蘸水反复洗患眼 5 分钟（药凉为止），每日 3 次，3 天为 1 个疗程。

【适应证】主治急性流行性出血性结膜炎：症见患眼沙涩，灼痛，畏光流泪，甚者热泪如汤，或眵多清稀，白睛红赤，或见白睛溢血呈点、呈片状，胞睑红肿，黑睛可见星翳。耳前或颌下可扪及瘰核。

【注意事项】眼睑溃破者禁用。

【出处】《陕西中医》1989，10（2）：60.

（四）嗜鼻法

处方120

薄荷、鹅不食草各15g，青黛、川芎各30g。

【用法】上药共研细末，密贮备用。使用时令患者口含温开水，取药末少许吹鼻（或让患者用鼻吸之），左痛吹右，右痛吹左，双眼俱痛，左右均吹。吹药以泪出为度（如不流泪，可再吹之），流泪以后吐出所含之水。每日2~3次，3日为1个疗程，或病愈停用。

【适应证】主治肺经风热型流行性出血性结膜炎（天行赤眼）。

【注意事项】研制粉末要严格消毒。

【出处】《浙江中医杂志》1983，18（6）：253.

（五）热敷法

处方121

黄柏30g，菊花15g。

【用法】上药加开水500ml浸泡2小时，用纱布滤过，以此药汁外敷或洗眼，每次约10分钟，每日2次，连用1~2天或病愈停用。

【适应证】急性流行性出血性结膜炎：症见患眼沙涩，灼痛，畏光流泪，甚者热泪如汤，或眵多清稀，白睛红赤，或见白睛溢血呈点、呈片状，胞睑红肿，黑睛可见星翳。耳前或颌下可扪及瘰核。

【注意事项】眼睑溃破者禁用。

【出处】《新中医》1975，（4）：8.

处方122

皮硝、红枣各500g，黄连100g。

【用法】黄连洗净，研为粗末，用适量蒸馏水煎煮提取3次，提取液适当浓缩后入皮硝溶化，过滤，再以去核红枣吸收药液，半天后取出烘干，又放入药液内吸收，反复至吸尽为度，烘干，每 3 个红枣 1 袋分装于塑料袋中备用。治疗时取药枣 1 枚用开水约 300ml 泡之，片刻即呈淡黄色溶液，用此液热敷或冷敷患眼，每日 3~4 次，3 天为 1 个疗程，或病愈停用。

【适应证】主治急性流行性出血性结膜炎：症见患眼沙涩，灼痛，畏光流泪，甚者热泪如汤，或眵多清稀，白睛红赤，或见白睛溢血呈点、呈片状，胞睑红肿，黑睛可见星翳。耳前或颌下可扪及臖核。

【注意事项】眼睑溃破者禁用。

【出处】《新中医》1983，（9）：35.

处方 123

鲜马齿苋、鲜大青叶各 1.5kg。

【用法】将上述药物洗净切碎，水煎 30 分钟，取汁 2000ml，用毛巾蘸取中药液敷于患处，或直接将装药的口袋敷于患处，外敷时间一天不少于 6 小时，每日 1 次，病愈停用。

【适应证】主治急性流行性出血性结膜炎：症见患眼沙涩，灼痛，畏光流泪，甚者热泪如汤，或眵多清稀，白睛红赤，或见白睛溢血呈点、呈片状，胞睑红肿，黑睛可见星翳。耳前或颌下可扪及臖核。

【出处】《中国民间疗法》2013，21（11）：85.

（六）冲洗法

处方 124

千里光（九里明）120g，秦皮 30g。

【用法】取千里光、秦皮洗净，加适量蒸馏水煎煮两次，合并煎液，略浓缩（或加水）使至 1000ml，过滤至澄清，分装于盐水瓶中，灭菌（100℃ 30 分钟）备用。治疗时取适量溶液冲洗结膜囊，亦可作湿敷或置于喉头喷雾器中作喷眼，每日 2~3 次，3 天为 1 个疗程或至愈。

【适应证】主治急性流行性出血性结膜炎：症见患眼沙涩，灼痛，畏光流泪，甚者热泪如汤，或眵多清稀，白睛红赤，或见白睛溢血呈点、呈片状，胞睑红肿，黑睛可见星翳。耳前或颌下可扪及臖核。

【注意事项】眼睑溃破者禁用。

【出处】《新中医》1983，（9）：34.

（七）擦洗法

🥣**处方 125**

车前草（子）50g，薄荷叶 10g。

【用法】上方药分两次煎汤 500~600ml，待药汤凉后用消毒纱布蘸药洗患眼，洗时拨开上下眼睑，使药物进入球结膜。每日 1 剂，每日洗 3~5 次，至痊愈为止。

【适应证】主治红眼病：症见患眼沙涩，灼痛，畏光流泪，甚者热泪如汤，或眵多清稀，白睛红赤，或见白睛溢血呈点、呈片状，胞睑红肿，黑睛可见星翳。耳前或颌下可扪及瘰核。

【出处】《新中医》1985，17（6）：47.

（八）涂擦法

🥣**处方 126**

黄连 30g，黄柏、当归尾各 60g，紫草 90g，生地 60g，麻油 1000g，黄蜡 180g。

【用法】先将前五味药放麻油内浸 4 小时，倾入铜锅，用慢火煎沸至药枯为度，以纱布滤去药渣，把煎好之药油倒在先放有黄蜡的干净瓷缸里，候冷即成紫红色软膏。治疗时用棉棒蘸药适量涂擦患眼，每天 3~4 次，4 天为 1 个疗程或病愈停用。

【适应证】主治急慢性流行性出血性结膜炎：症见患眼沙涩，灼痛，畏光流泪，甚者热泪如汤，或眵多清稀，白睛红赤，或见白睛溢血呈点、呈片状，胞睑红肿，黑睛可见星翳。耳前或颌下可扪及瘰核。

【注意事项】眼睑溃破者禁用。

【出处】贾一江，庞国明，府强.《当代中药外治临床大全》中国中医药出版社.

二、非药物外治法

（一）埋线法

处方 127

壮医药线 2 根（成人用 Ⅱ 号线，直径 0.7mm；小儿用 Ⅲ 号线，直径为 0.25mm）埋线。

【操作】取穴：攒竹、鱼腰、睛明、曲池、手三里、合谷、风池、大椎、耳尖；耳穴神门、眼。取药线 1 根，用右手食指和拇指持线的一端，露出线头 1~2cm，将线头在火上点燃后即扑灭，使之形成圆珠状炭火，随即将有火星的线头直接点按于穴位上，一按火灭即起为一壮，一般每穴点灸一壮即可。初诊 10~15 分钟后再灸 1 次，以后每日 1 次，3 天为 1 个疗程。

【适应证】主治流行性出血性结膜炎：症见患眼沙涩，灼痛，畏光流泪，甚者热泪如汤，或眵多清稀，白睛红赤，或见白睛溢血呈点、呈片状，胞睑红肿，黑睛可见星翳。耳前或颌下可扪及臖核。

【注意事项】限区穴位、小儿灸治及病情较轻者用轻手法（施灸时快速扣压，令火星接触穴位时间短）；体穴及耳穴一般用较重手法（缓慢扣压，令火星接触穴位时间较长）。

【出处】《中国针灸》1990，10（2）：17.

（二）刺络放血

处方 128

耳尖放血。

【操作】在一侧耳廓之上、下耳尖进行常规消毒后，用消毒三棱针（或弹簧刺血针）点刺 0.2cm 深，再用双手之拇、食二指轻轻挤压所刺部位四周，令每穴出血 2~3 滴。左、右耳交替放血。然后令受试者以自己的食指指腹轻压于左右眼上（或医者以拇指指腹轻压之），其压强以能忍受为宜。先由目内眦向外上至目外眦，再转向内下至目内眦，旋转揉压 30~40 次，继则向相反方向揉压 30~40 次。

【适应证】主治急性流行性出血性结膜炎：症见患眼沙涩，灼痛，畏光流泪，甚者热泪如汤，或眵多清稀，白睛红赤，或见白睛溢血呈点、呈片状，胞睑红肿，黑睛可见星翳。耳前或颔下可扪及臖核。

【注意事项】凝血机制异常及血小板严重减少者禁用此法。

【出处】《四川中医》1990，4：16.

处方 129

耳尖放血。

【操作】先将耳轮从耳垂向耳尖方向揉按 2 分钟，使耳尖处气血聚集，血脉充盈，行常规消毒后，手折耳，右手持小号三棱针，对准耳尖穴迅速入 1 分深，快速退出。出针后用双手拇、食两指将血挤出，使其出血 15 滴左右，用消毒干棉球压之片刻，勿要揉按，一般仅刺患侧，双侧患病刺双侧，根据病情每日或隔日 1 次。

【适应证】主治急性流行性出血性结膜炎：症见患眼沙涩，灼痛，畏光流泪，甚者热泪如汤，或眵多清稀，白睛红赤，或见白睛溢血呈点、呈片状，胞睑红肿，黑睛可见星翳。耳前或颔下可扪及臖核。

【注意事项】血液疾病患者慎用。

【出处】彭清华.《中医眼科学》中国中医药出版社.

（三）针刺法

处方 130

太阳、风池、少商、合谷、印堂。

【操作】均用 1 寸毫针，常规消毒后，快速刺入 5~8 分深，使其得气后，留针 30 分钟，每隔 10 分钟行针 1 次，7 次为 1 个疗程。

【适应证】主治急性流行性出血性结膜炎：症见患眼沙涩，灼痛，畏光流泪，甚者热泪如汤，或眵多清稀，白睛红赤，或见白睛溢血呈点、呈片状，胞睑红肿，黑睛可见星翳。耳前或颔下可扪及臖核。

【注意事项】眼周穴注意勿刺过深，避开眼球，出针后须轻按片刻以免出血。

【出处】彭清华.《中医眼科学》中国中医药出版社.

综合评按：流行性出血性结膜炎俗称红眼，属中医学的"天行赤眼"

范畴。《银海精微·卷之上》指出："天行赤眼者，谓天地流行毒气，能传染与人"，相当于现代医学的流行性出血性结膜炎。起病急，传染性强，故快速有效的控制极为重要，应用中药口服加之外治法进行点眼、熏洗、冲洗能快速改善眼部不适症状，再加之放血、针刺等泄经络之热，合用效果更快更佳。近年来已有大量临床资料证明，这些方法能快速缓解症状，具有显著、可靠的疗效。本文所选诸法，各有特色，一般单用一法即可，也可多法并用。

第十节　干眼症

干眼症属中医学中的"白涩症"范畴，是指白睛不赤不肿而自觉眼内干涩不适，甚则视物昏朦为主症的眼病。多双眼发病，与年龄、季节无关。

1. 临床诊断

（1）目珠干燥失却莹润光泽，白睛微红，有皱褶，眵黏稠呈丝状，黑睛暗淡生翳。

（2）眼干涩、磨痛、畏光、视力下降，同时口鼻干燥，唾液减少。

（3）泪液分泌量测定，多次 Schirmer 法少于 10mm/5 分钟。虎红染色试验阳性，荧光素染色试验阳性。

（4）多见于 50 岁左右女性，双侧发病，常伴有多发性关节炎。

（5）必要时作自身抗体（类风湿因子、抗核抗体）及免疫球蛋白 IgG、IgM、IgA 测定、血沉检查。

2. 中医分型

（1）邪热留恋证：常见于暴风客热或天行赤眼治疗不彻底，微感畏光流泪，少许眼眵，干涩不爽，白睛遗留少许赤丝细脉，迟迟不退，睑内亦轻度红赤；舌质红，苔薄黄，脉数。

（2）肺阴不足证：眼干涩不爽，不耐久视，白睛如常或稍有赤脉，黑睛可有细点黑翳，反复难愈，可伴干咳少痰，咽干便秘，苔薄少津，脉细无力。

（3）脾胃湿热证：眼内干涩隐痛，眦部常有白色泡沫样眼眵，白睛稍有赤脉，病程持久难愈，可伴口黏或口臭，便秘不爽，溲赤而短；苔黄腻，脉濡数。

（4）肝肾阴虚证：眼内干涩不爽，双目频眨，羞明畏光，白睛隐隐淡红，久视后则诸症加重，黑睛可有细点星翳；可伴口干少津，腰膝酸软，头晕耳鸣，夜寐多梦；舌红，苔薄，脉细。

一、药物外治法

（一）中药超声雾化法

处方 131

黄芩、秦皮、薄荷、菊花各 20g。

【用法】浓煎取汁，每次将中药煎剂 20ml 放入超声波雾化器容器中，用雾化管接通，通过超声振动使药液形成雾化分子直接作用于眼部，患者张开眼睑接受治疗，雾化量维持在 2ml/ 分以上，每次 20 分钟，隔日 1 次，7 次为 1 个疗程。

【适应证】用于各型干眼症（白涩症）：症见白睛不赤不肿而自觉眼内干涩不适，甚则视物昏朦。

【出处】《中国临床保健杂志》2011，14（4）：424.

处方 132

麦冬、石斛、白芍、北沙参、冰片。

【用法】上方煎汤取汁，每日 1 剂，水煎取汁 200ml，待药液冷却，用 18 层高温消毒纱布过滤，放入超声雾化器内，将雾化器咬嘴放置在距离患者眼睛 10cm 处，固定雾量，双眼交替熏治 20 分钟，每只眼睛 10 分钟，每天 1 次。10 天为 1 个疗程。

【适应证】用于各型干眼症（白涩症）：症见白睛不赤不肿而自觉眼内干涩不适，甚则视物昏朦。

【出处】《中国中医眼科杂志》2011，21（5）：273.

（二）熏蒸法

处方 133

野菊花 6g，秦皮 6g，黄柏 6g，薄荷 6g，桑叶 6g，红花 6g。

【用法】用中药罐水煎，趁热用厚纸筒一端罩住药罐，另一端对准患眼，熏蒸眼部，每日 2 次，每次 15 分钟，1 个月为 1 个疗程。

【适应证】用于各型干眼症（白涩症）：症见白睛不赤不肿而自觉眼内干涩不适，甚则视物昏朦。

【注意事项】温度适中，眼睑溃破者禁用。

【出处】《广西中医学院学报》2004，（4）：24-25.

处方 134

金银花、连翘、菊花、蝉蜕、丝瓜络、薄荷、枸杞子、荆芥、防风、蒲公英各 15g，桂枝、丁香各 30g。

【用法】将上述中药混合均匀后置入中药熏蒸机内，加水 2000ml 左右加热，用蒸汽对患者患眼进行熏蒸，每天 1 次，每次 20 分钟，10 天为 1 个疗程。

【适应证】用于各型干眼症（白涩症）：症见白睛不赤不肿而自觉眼内干涩不适，甚则视物昏朦。

【注意事项】温度勿高。

【出处】《世界中医药》2018，13（2）：349.

处方 135

玉屏风散。

【用法】将玉屏风散置于中药熏蒸机内，通过蒸汽使药物作用于眼部，每天 1 次，每次 20 分钟，10 天为 1 个疗程。

【适应证】用于邪热留恋症（白涩症）。

【注意事项】温度适中，眼睑皮肤破损者禁用。

【出处】《吉林中医药》2017，11（37）：1137.

（三）中药热敷

🥣处方 136

决明子、生地黄、菊花、石菖蒲、蝉蜕各 20g。

【用法】将上方药物武火煮沸 10 分钟后，将纱布浸药液湿敷双眼，3 次 / 日，每次 15 分钟亦有明显疗效。

【适应证】用于各型干眼症（白涩症）：症见白睛不赤不肿而自觉眼内干涩不适，甚则视物昏朦。

【注意事项】温度适中，眼睑溃破者禁用。

【出处】《临床医药文献杂志》2018，5（83）：198.

🥣处方 137

菊花、薄荷、密蒙花、石斛、麦冬、五味子、川芎、丹参、柴胡、松花粉、玄参、石决明等。

【用法】将药袋置于蒸锅内隔水蒸 30 分钟，使药物充分释放，温控器测温约 50~60℃取出热敷双眼，开始热敷时先闪敷，待温度适宜后放于患者双眼持续热敷，保持温度高于睑板腺脂质的熔点以利于脂质的软化及排出。待温度下降到 45℃以下时，重新更换热奄包，循环交替，持续热敷双眼睑。每次 30 分钟，每天 1 次，5 天为 1 个疗程，共 4 个疗程。

【适应证】眼睛干涩、烧灼感、异物感、视物模糊、分泌物黏稠等症状，严重影响视力。

【注意事项】热敷时要严格掌握热奄包温度和热敷时间，热敷前应询问患者有无中草药过敏史，注意观察热敷部位皮肤颜色，避免烫伤皮肤。如出现皮肤红肿、皮疹、水疱等症状时，应立即停止热敷，并报告医生，及时处理。

【出处】《护士进修杂志》2019，3（19）：1769.

（四）中药穴位贴敷法

🥣处方 138

野菊花、秦皮、黄柏、薄荷、桑叶、红花、白芥子、檀香、草决明、石菖蒲、夏枯草、郁金、桂枝、细辛各等量；取穴：用攒竹、丝竹空、太阳、翳风、阳白、四白、肝俞和肾俞等穴位。

【用法】将上述中药炮制成粉末，用新鲜生姜汁调制成糊状，根据病情选用上述等穴位，用医用滴注贴敷胶布，将糊状中药以药丸形状贴敷在穴位处，贴敷时间 0.5~2 小时。每日 1 次，10 次为 1 个疗程，治疗 2 个疗程。

【适应证】出现不同程度的眼部干涩，灼热，有畏光、痒感、眼红、视疲劳或视物模糊等临床症状。

【出处】《湖北中医杂志》2014，34（36）：39.

（五）穴位注射法

处方 139

心俞、肝俞、脾俞、肾俞、三焦俞。

【用法】每日 1 次，每次取 3~4 个穴位，以上穴位交替选用。药物为清开灵注射液每穴注射 1~2ml。同时根据干燥表现侧重部位的不同，选不同穴位施以平补平泻针刺手法，30 天为 1 个疗程。

【适应证】肺阴不足、肝经郁热型干眼症（白涩症）。

【注意事项】严格消毒，按操作规程执行。

【出处】《中国针灸》2004，24（9）：627-628.

二、非药物外治法

（一）针刺法

处方 140

攒竹、承泣、鱼腰、丝竹空、太阳、风池、合谷、三阴交。

【操作】采用指切进针法，快速进针，行平补平泻法，留针 30 分钟。隔日针刺治疗 1 次，30 天为 1 个疗程。

【适应证】用于各型干眼症（白涩症）：症见白睛不赤不肿而自觉眼内干涩不适，甚则视物昏朦。

【注意事项】眼周穴注意勿刺过深，避开眼球，出针后须轻按片刻以免出血。

【出处】《中国针灸》2010，30（6）：478.

处方 141

睛明、攒竹、丝竹空、瞳子髎、太阳。

【操作】使用 0.20mm×40mm 的一次性无菌针灸针，睛明、太阳直刺 15mm，攒竹、丝竹空、瞳子髎平刺 15mm，行平补平泻法，得气后留针 30 分钟。每日治疗 1 次，每周 6 次，周日休息，共治疗 4 周。

【适应证】干燥综合征干眼症。

【出处】《中医学报》2012，27（11）：1530.

处方 142

风池穴、攒竹穴、睛明穴、四白穴、太阳穴、百会穴、神庭穴。

【操作】上述穴位应采用常规消毒方法进行消毒，使用毫针对上述穴位进行针刺，采用手法为平补平泻法，睛明穴针刺过程中应采用浅刺手法，患者以感到眼部周围酸胀为止，除此之外，不实施任何针法，留针时间为 20 分钟。每日治疗 1 次，10 天为 1 个疗程。

【适应证】眼干涩、视疲劳、烧灼感、视力波动等症状。

【注意事项】眼周穴注意勿刺过深，避开眼球，出针后须轻按片刻以免出血。

【出处】《中医临床研究》2019，11（23）：137.

（二）针刺加电针法

处方 143

上睛明（睛明穴上 0.2 寸）、下睛明（睛明穴下 0.2 寸）、瞳子髎、攒竹、风池、合谷、三阴交、太溪、太冲。

【操作】穴位局部常规消毒，风池穴用 0.25mm×40mm 毫针，针尖向同侧目内眦方向进针 15~20mm，不提插捻转。余穴均用 0.25mm×25mm 毫针，上睛明、下睛明垂直缓慢进针至眼球出现明显酸胀感为度；瞳子髎穴向耳尖方向平刺入 15~20mm；攒竹穴向上睛明穴透刺 10~12mm；合谷、三阴交、太溪、太冲均直刺 10~15mm，以出现明显酸胀感为度。然后分别将两侧瞳子髎、攒竹连接电针仪，选用疏密波，强度以患者可耐受为度，留针 30 分钟。1 周治疗 3 次，每周一、三、五各 1 次，治疗 1 个月，共 12 次。

【适应证】①眼部症状：眼睛干涩、异物感、烧灼感、痛痒、畏光畏风、眼易疲劳或视力模糊、眼红、溢泪等症状（需有 1 项或以上）；②泪膜破裂时间 ≤ 10 秒；③泪液分泌试验 ≤ 10mm/5 分；排除眼科其他疾病者，并满足①②或①③或①②③。

【注意事项】眼周穴注意勿刺过深，避开眼球，出针后须轻按片刻以免出血。

【出处】《中国针灸》2018，38（2）：154.

（三）风池穴循经感传疗法

处方 144

风池、睛明、承泣、攒竹、太阳、合谷、三阴交。

【操作】采用指切进针法，快速进针。风池穴位处沿鼻尖方向带力进针，得气后，用左手拇指闭其风池穴下方，运用循法及青龙摆尾手法来诱导针感沿着足少阳胆经向眼球方向传导直至眼睛湿润，使气达至病所，留针 40 分钟。

【适应证】①所有患者有主观症状，如眼干涩、异物感、视物疲劳，可伴有口鼻干燥等；②如果同时有泪膜破裂试验 < 5 秒或泪液分泌试验 ≤ 5mm；③患者有干眼症状，5 秒 < 泪膜破裂试验 < 10 秒，同时伴有角膜或结膜染色。④有干眼症状，5mm < 泪液分泌试验 < 10mm，伴有荧光素染色阳性。

【注意事项】眼周穴注意勿刺过深，避开眼球，出针后须轻按片刻以免出血。

【出处】《黑龙江中医药》2018，6（1）：215.

（四）温通针法

处方 145

取穴：体针取风池、攒竹下（攒竹下 3 分）、内关、光明、太冲、复溜、三阴交；头针取双侧枕上旁线、枕上正中线。

【操作】针刺手法：①郑氏温通针法：左手拇指或示指切按穴位，右手将针刺入穴内，得气后，左手加重压力，右手拇指用力向前捻转 9 次，使针下沉紧，针尖牵拉有感应的部位连续小幅度重插轻提 9 次；拇指再向前连续捻转 9 次，针尖顶着有感应的部位推弩守气，使针下继续沉紧，同时押手施以关闭法，以促使针感传至病所，产生热感，守气 1 分钟，留针后缓慢出针，按压针孔。②捻转平补平泻法：参照《刺法灸法学》，针刺入穴位一定深度得气后，均匀捻转 1 分钟，捻转的角度在 180°~360° 之间，频率为 60~80 次 / 分。操作步骤：首先嘱患者取正坐位，选用 0.32mm × 25mm 不锈钢毫针，在风池穴行温通针法，进针 10~20mm，得气后押手拇指向同侧眼部推弩，使热感传至眼睑及眼眶，守气 1 分钟后缓慢出针，立即用消毒干棉球按压针孔片刻，以防出血。然后针枕上正中线、双侧枕上旁线，再针攒竹下、内关、光明，最后针复溜、三阴交、太冲，用 0.32mm × 40mm 不锈钢毫针刺入 15~25mm，施捻转平补平泻法，除风池外其他穴位留针 30 分钟。隔日 1 次，10 次为 1 个疗程，疗程间休息 2~3 日。

【适应证】①症状：眼干涩、异物感、视物疲劳，可伴有口鼻干燥等；②泪液分泌量测定：Schirmer 法少于 10mm/5 分；③泪膜破裂时间少于 10 秒；以上 3 项中任意 2 项阳性者。

【出处】《中国针灸》2012，32（3）：233.

（五）温针灸法

处方 146

攒竹、太阳、丝竹空、四白、风池、百会、合谷、外关、足三里、三阴交、太冲。

【操作】在攒竹、太阳、足三里、三阴交穴上用温针灸，其余穴位只针刺，在攒竹、太阳、足三里、三阴交穴位上常规针刺后，在针柄上放置艾条（规格 1cm × 1cm），从其靠近皮肤的一端点燃，自然燃烧殆尽，将灰烬除去，避免烫伤皮肤，整个针刺灸疗过程约 20 分钟，每日 1 次，10 天为 1 个疗程。

【适应证】用于各型干眼症（白涩症）：症见白睛不赤不肿而自觉眼内干涩不适，甚则视物昏朦。

【出处】《济宁医学院学报》2019，42（2）：132.

（六）鍉针疗法

处方 147

取上、下泪点。

【操作】患者仰卧于治疗床，术者轻轻拨开患者眼睑，嘱患者勿眨眼，分别暴露上、下泪点并固定，然后用另一手拇指、示指、中指持针柄，使钝圆、光滑的针头端软端垂直进入泪小点约 1mm，然后沿着泪小管内壁向鼻侧轻缓推进（避免伤及泪道），进针 5~15 分钟，最远至针头触及泪囊鼻侧壁止，上下泪点分别进针，患者闭目留针 10 分钟。隔日 1 次，7 次为 1 个疗程，共治疗 3 个疗程。

【适应证】患者主观症状上有眼干燥感、异物感、疲劳感、烧灼感、视力波动、不适感等症状，以上症状不少于 1 项；泪膜不稳定，泪膜破裂试验 ≤ 10 秒，或泪液分泌减少，Schirmer I 试验 ≤ 10mm/5 分，并伴有眼表损害，荧光素钠染色阳性。

【注意事项】眼周穴注意勿刺过深，避开眼球，出针后须轻按片刻以免出血。

【出处】《中国民间疗法》2018，26（11）：19.

（七）揿针埋针法

处方 148

①攒竹、丝竹空、四白；②印堂、鱼腰、太阳。

【操作】使用一次性无菌揿针，常规碘伏消毒埋针部位后，镊子夹持带有揿针的胶布，将针尖瞄准穴位按下揿入皮肤，在皮肤上粘贴胶布，并用手指以患者能耐受的力量按揉埋针处约 1~2 分钟，以增强穴位刺激效果，每日按压 3~4 次，两次之间间隔 4 小时，每次留置 2~3 天后用镊子夹住胶布取出，每周 1 次，每次埋针 1 组穴位，两组穴位交替，治疗 2 周（共 2 次）。

【适应证】用于各型干眼症（白涩症）：症见白睛不赤不肿而自觉眼内干涩不适，甚则视物昏矇。

【注意事项】注意勿刺过深，避开眼球。

【出处】《中国针灸》2018，38（3）：274.

（八）雷火灸法

处方 149

雷火灸条主要药物成分：艾叶、桂枝、降香、白芷、丹参、青葙子、菊花、决明子等明目养血中药。取穴：主要取眼周穴位，攒竹、鱼腰、瞳子髎、太阳、四白、睛明、耳门、翳风、合谷。

【操作】患者取坐位，头直立。先回旋灸额头，艾条距前额 2~3cm，左右往复 2~3 分钟，直至额头皮肤微红为度；患者闭目，分别对双眼进行顺时针方向旋转灸，艾条距穴位 1~2cm，每只眼灸 2~3 分钟；然后艾条由远及近，分别对双眼的眼周诸穴进行雀啄灸，艾条近至患者感觉微烫时停留 1~2 秒后再移开，医生同时按摩穴位，每只眼灸 4~5 分钟；患者再睁开眼，艾条围绕双眼做回旋灸，眼球随艾条转动，顺时针及逆时针方向各 5~8 次，共灸 1~2 分钟；最后回旋灸双耳耳廓，并对耳门、翳风、耳垂及双手合谷穴进行雀啄灸，艾条近至患者感觉微烫时停留 1~2 秒后再移开，同时医生按摩穴位，每穴反复此动作 3~4 次，以皮肤发热微红为度，共 3~4 分钟。整个灸疗过程约 20 分钟，每日 1 次，10 天为 1 个疗程。

【适应证】具有眼部干涩、有异物感、烧灼感及瘙痒、畏光、视物模糊、视物疲劳等症状，并且符合以下客观诊断标准：①泪膜破裂时间 < 10 秒；②基础泪液分泌试验 < 10mm/5 分；③角膜荧光素染色阳性。

【注意事项】距离温度适中。

【出处】《中国针灸》2008，28（8）：585.

（九）睑板腺按摩法

处方 150

无菌玻璃棒按摩睑结膜面。

【操作】眼睑热敷，患者闭合的双眼，将干净热毛巾敷于双眼，热敷温度以患者皮肤能耐受为准；睑板腺按摩，患者取平卧位，患者向下看，用左手拉紧上睑使其外翻，将上睑缘暴露出来，右手则用无菌玻璃棒沿着睑板腺方向按摩睑结膜面，挤压出睑板腺内的分泌物；清洗，用无菌棉签清除睫毛根部的睑脂、细菌和碎屑，每周 2~3 次，每次持续 10~15 分钟。

【适应证】蒸发过强型干眼症。

【注意事项】力度合适。

【出处】《深圳中西医结合杂志》2019，29（19）：135.

处方 151

刮痧板按摩。

【操作】首先热敷，使睑板腺的温度高于脂质的熔点以促进脂质的流动；其次按摩，用刮痧板沿着睑板腺平行方向运动，挤压出睑板腺内的分泌物；最后擦洗，用棉签蘸无刺激性的沐浴液擦洗睑缘、清除睫毛根部油性分泌物、菌落及碎屑等。每次 10~15 分钟，每周 2~3 次，共 4 个疗程。

【适应证】蒸发过强型干眼症。

【注意事项】温度、力度合适。

【出处】《中华中医药杂志》2019，34（7）：3099.

（十）耳穴压豆法

处方 152

脑、目、肝、肾、脾、神门、皮质下、内分泌等穴。

【操作】先用酒精棉球消毒一侧耳郭皮肤，在上述耳穴分布区域探测反应点，用磁珠贴贴在反应最明显的点上，然后用手按揉此穴，并嘱患者每日早晚各按揉 1 次，以加强刺激，增强疗效。

【适应证】眼睛干涩、视物易疲劳、异物感、烧灼感、畏光、眼痒、眼痛等。

【注意事项】严格消毒，避免感染发生。在应用的时候要避免胶布潮湿或被污染，减少皮肤炎症情况发生，胶布过敏者禁用。

【出处】《济宁医学院学报》2019，42（2）：132.

（十一）眼部按摩八法

处方 153

眼周穴位。

【操作】患者取仰卧位，双脚自然分开与肩同宽，双手掌心向上放于身体两侧，操作者取坐位于患者头顶侧进行手法按摩。眼部按摩八法采用推法、揉法和按法，操作流程如下。第一步，开天门。由印堂开始，印堂在两眉间连线中点处，沿督脉向上交替直推。第二步，推坎宫。推按攒竹、鱼腰、丝竹空。第三步，按压睛明穴。第四步，揉瞳子髎穴。第五步，揉太阳穴。第六步，按压四白穴。第七步，按压百会穴。第八步，揉风池穴。眼部按摩八法一套治疗应持续 30 分钟左右；每个步骤推按 45~60 次，按揉速度 30~40 次 / 分，时间以 25~30 分钟为宜，每天 1 次，7 天为 1 个疗程。

【适应证】①患者有明显自觉症状，如视疲劳、眼干涩、异物感三项症状为主要指标；②泪液分泌试验＜ 5mm/ 分；③泪膜破裂时间＜ 10 秒。

【注意事项】手法力度以舒适为度。

【出处】《临床医学研究与实践》2019，（11）：98.

综合评按：干眼症属中医学"白涩症"范畴，西医需要长期人工泪液维持；中医认为白涩症是由于泪液分泌减少或蒸发过快而枯竭，致使白睛、黑睛无泪液润泽，干燥失润，甚则导致黑睛混浊等症。中医对于该病的治疗有颇多方法，全身治疗主要是口服中药汤剂，依患者临床表现进行辨证论治，疗效颇佳；局部治疗种类丰富，包括针刺、穴位注射、中药喷雾、中药熏蒸、中药滴眼等。研究表明，针刺能促进泪液分泌，提高泪膜的稳定性，能提高中枢兴奋性及免疫双向调节功能，协同治疗干眼症。而超声雾化治疗法将药液置入超声波雾化仪的容器，通过超声波的作用使药物雾化，形成雾化分子，经软橡胶管导入眼表；药物雾化分子在泪膜与眼结膜、角膜和眼周围皮肤直接接触并渗入眼表，达到治疗目的。综上，干眼症的治疗采用口服药物改善体质，雾化药物直达病所，针刺通络刺激泪腺分泌，综合治疗效果更佳。

第十一节　翼状胬肉

翼状胬肉属中医学之"胬肉攀睛"范畴，其由内眦起病，状如蝇翅，横贯白睛，攀侵黑睛，甚或遮盖瞳神的眼部疾病。《审视瑶函》云："此症多起气轮，有胀如肉，或如黄油，至后渐渐厚而长积，赤瘀胬起如肉"。如蚀瞳仁，则致目盲。

1. 临床诊断

（1）本病多发于内眦侧之白睛，常与风、沙、烟、尘、日光等刺激有关。

（2）病变呈三角形，其基底位于眦部，尖头部朝向黑睛，体部布满白睛。

（3）进行性胬肉，红赤肥厚，头部隆起；静止性胬肉，淡红菲薄，头部平坦。

2. 中医分型

（1）心肺风热型：眦部及白睛红赤明显，遇睡眠不足或外感风热则胬肉肥厚，红赤增加，舌红，苔黄，脉浮数。

（2）脾胃实热型：胬肉红赤肥厚，富有浆液，每遇嗜食辛辣、醇酒、厚味则胬肉阔厚，红赤增甚，苔黄腻，脉洪数。

（3）心火上炎型：患眼痒涩刺痛，胬肉高厚红赤，舌尖红，脉数。此外有阴虚火旺者则胬肉薄而淡红。

一、药物外治法

（一）点眼法

处方 154

珍珠末、龙脑各 0.3g，石决明、琥珀各 0.9g，水晶、龙齿各 15g。

【用法】诸药共捣碎为末，研令极匀，以水 5L，石器内煎至 1L，去粗煎至 1 盏，入蜜 15g 和为膏每晚入卧点之，早晨不可点。

【适应证】适用于进行性翼状胬肉。

【注意事项】制作粉末要严格消毒。

【出处】贾一江，庞国明，府强．《当代中药外治临床大全》中国中医药出版社．

处方 155

胬消散粉末（由黄芩、赤芍、木贼、蝉蜕等组成）。

【用法】以点眼棒蘸取少许胬消散粉末，点于胬肉区睑裂，此时患者会有眼内异物感、沙涩、流泪，嘱患者闭目数分钟，沙涩、流泪症状便可缓解。患者可小心睁开眼睛，试着转动眼球。此时药粉会聚集于眦部胬肉处，用棉签或纱布蘸出即可。每日 2~3 次。

【适应证】适用于进行性翼状胬肉

【注意事项】制作粉末要严格消毒。

【出处】《中国民间疗法》2008，16（5）：15–16.

处方 156

白丁香 10g。

【用法】白丁香 10g 研成细末（以放在舌上化开无渣为度），用人乳（条件不具备时用温开水亦可）调作糊状，用时取少许，点在胬肉所在的眦角部，每日 2 次，配合泻脾除热饮加减内服（黄芪 15g，防风 7g，茺蔚子 10g，桔梗 6g，大黄 9g，黄芩 9g，车前子 10g，芒硝 6g，黄连 7g），每日 1 剂，分 2 次煎服，连服 10 剂。

【适应证】适用于证属脾胃实热的进行性翼状胬肉。

【注意事项】制作粉末要严格消毒。

【出处】《河南中医》2005，05：65.

（二）熏洗法

处方 157

蛇蜕 6g，蝉蜕 6g，桑叶 12g，野菊花 12g，冰片 3g。

【用法】将诸药入 500ml 水中，轻煎之，去渣取药液 200ml，趁热先熏后洗。药液可于 1 日间 3~4 次反复温热熏洗，药物日易一剂，5 日为 1 个疗程。

【适应证】适于各种翼状胬肉：症见由内眦起病，赤瘀胬起，状如蝇翅，横贯白睛，攀侵黑睛，甚或遮盖瞳神。

【注意事项】温度适中，眼睑溃破者禁用。

【出处】贾一江，庞国明，府强 .《当代中药外治临床大全》中国中医药出版社 .

（三）涂擦法

处方 158

羌活、防风、黄芩、菊花、蔓荆子各 9g，川芎、白芷各 6g，炉甘石 15g，火硝 2.4g，冰片 0.3g。

【用法】将上七味用纱布包裹，用水煮 20 分钟，取出药汁，入水少许，再煮沸 20 分钟，去渣取汁，将两次药汁用小瓦罐文火蒸之，使成糊状，然后将冰片、炉甘石、火硝等研成细末，渐渐加入调匀，即可适用。用前先点 1% 丁卡因 2 次，每次隔 5 分钟，然后取药少许，涂擦胬肉表面，每日 2 次，5 日为 1 个疗程。

【适应证】适用于进行性翼状胬肉。

【注意事项】结膜炎症重者慎用。

【出处】贾一江，庞国明，府强 .《当代中药外治临床大全》中国中医药出版社 .

处方 159

苦参碱注射液。

【用法】苦参碱注射液浸入棉片，湿棉片覆盖胬肉头部及肥厚增生的结膜下变性组织，或苦参碱涂抹加自体结膜干细胞移植手术基础上进行，5 分钟后取下棉片，用 200ml 生理盐水反复冲洗。

【适应证】适用于进行性翼状胬肉、翼状胬肉手术中。

【注意事项】要反复冲洗。

【出处】《河南中医》2014，08：1482-1483.

（四）嗜鼻法

处方 160

羌活、防风、荆芥、川芎、白芷、细辛、蔓荆子、薄荷各 3g，熟石膏、风化硝、黄连、青黛各 9g，鹅不食草 15g。

【用法】上药共研细末，过细筛封贮备用。用时口含凉开水一口，不可咽下与吐掉，随取药 0.2~0.3g 吹入鼻内。嗜后待眼自觉症状轻快，方可把口含凉开水吐掉，1 日可行 2~3 次，5 日为 1 个疗程。

【适应证】适于各种进行性翼状胬肉。

【注意事项】对凝脂翳、黑翳如珠，蟹睛以及睛内出血性疾患等要慎用，有鼻衄史患者禁用本法。

【出处】贾一江，庞国明，府强.《当代中药外治临床大全》中国中医药出版社.

二、非药物外治法

针刺法

🥣处方 161

主穴：睛明上、睛明下、睛明内、睛明；配穴：攒竹、目窗、风池、照海、合谷、太冲。

【操作】皮肤常规消毒，针具最好用高压消毒或 75% 乙醇浸泡半小时以上方可使用，并采取一针一穴，防止感染。局部进行直刺到黄肉基底部，小幅度提插捻转，得气后留针 20~30 分钟，每 10 分钟捻针一次。邻近和循经远距离取穴时按传统针灸常规针法，留针时间相同。

【适应证】鼻侧翼状胬肉。

【注意事项】眼周穴注意勿刺过深，避开眼球，出针后须轻按片刻以免出血。

【出处】曾庆华.《中医眼科学》中国中医药出版社.

🥣处方 162

主穴：外睛明、瞳子髎、丝竹空；配穴：风池、四白、太阳、球后、外关、足临泣、后溪、申脉。

【操作】皮肤常规消毒，针具最好用高压消毒或 75% 乙醇浸泡半小时以上方可使用，并采取一针一穴，防止感染。局部进行直刺到黄肉基底部，小幅度提插捻转，得气后留针 20~30 分钟，每 10 分钟捻针一次。邻近和循经远距离取穴时按传统针灸常规针法，留针时间相同。

【适应证】颞侧翼状胬肉。

【注意事项】操作过程避开眼球。

【出处】曾庆华.《中医眼科学》中国中医药出版社.

处方 163

命门、腰阳关、至阴、太溪、关元。

【操作】患者取坐位，充分暴露取穴部位，用 75% 医用乙醇穴位常规消毒，采用 0.30mm×50mm 不锈钢针，行提插捻转平补平泻法，针刺得气后留针 30 分钟。每日 1 次，7 次为 1 个疗程，治疗 4 个疗程。

【适应证】阴虚火旺型翼状胬肉。

【注意事项】眼周穴注意勿刺过深，避开眼球，出针后须轻按片刻以免出血。

【出处】曾庆华.《中医眼科学》中国中医药出版社.

处方 164

内迎香（在鼻孔内，当鼻翼软骨与鼻甲交界的黏膜处）。

【操作】患者取坐位，闭目平视向前，头后部紧靠头支垫。医者先用左手拇指，按住病者患眼侧鼻部梨状窝边缘，然后右手持长约 125mm 的消毒小号三棱针，从患侧鼻孔、靠近鼻中隔缓缓进针，至鼻骨后方内迎香穴下，刺入鼻黏膜内约 1.5mm，稍停针，然后将针柄轻缓稍向下压，使针尖始终保持在鼻黏膜内，待针体与鼻背保持平行时，向上刺进。病重者刺过睛明穴水平线上缘；病轻者，刺到睛明穴水平线下缘，均不留针。针退出后，令患者头下低，任其鼻中血外溢，至血不滴时，令患者自己用拇指按住未针刺的鼻孔，用力向外擤出瘀血块，继用消毒干棉球少许用手术镊送到鼻道内填塞。2 个小时后取出填塞棉。急重症每日针刺 1 次，非急重症 2~3 日 1 次，5~10 次为 1 个疗程，观察 1~3 个月总结疗效。

【适应证】实热证进行性翼状胬肉。

【注意事项】有出血性疾病、孕妇、习惯性流产和上呼吸道感染者禁刺。

【出处】《光明中医》2010，10：1860–1861.

综合评按： 翼状胬肉属中医学的"胬肉攀睛"范畴，是指眼眦部长赤膜如肉，其状如蝇翅，横贯白睛，攀侵黑睛，甚或遮盖瞳神的眼部疾病。西医单纯手术切除，术后有一定的复发率。该症早期应用中药外治法治疗胬肉攀睛一症，疗效确切，取方简便，愈病快，痛苦少，优于内服及其他疗法。文中所选点眼法，历经应验，安全可靠，且方药易于配制，用法便于掌握，当为本病首选。熏洗法方取退翳之良药，涂擦法、嗜鼻法方选祛风清热之佳品，各法相得益彰，若配合使用，有较好疗效。本病之静止性胬肉，独施外治，足可愈病。而进行性胬肉需内外齐下方可，效果理想。若胬肉发展快速，遮盖瞳神、影响视力者，手术方为必行。

第十二节 巩膜炎

巩膜炎属中医学之"火疳"范畴，是指邪毒上攻白睛，无从宣泄，致白睛里层呈紫红色改变，多伴有局限性结节样隆起，且疼痛拒按得眼病。又名火疡。本病名最早见于《证治准绳·杂病·七窍门》。好发于成年女性，多为单眼发病，也可双眼先后发病，病程较长，且易反复。火疳之轻症可无后患，视力无损，其病位在白睛里层之表浅处；火疳之重症则危害较大，预后常遗留白睛青蓝、白膜侵睛，也可波及黑睛和黄仁，变生他症，甚至可造成失明，其病位在白睛里层之深部。本病类似于西医学之巩膜外层炎及前巩膜炎。

1. 临床诊断

（1）患眼疼痛、畏光、流泪。

（2）白睛里层向外隆起紫红色结节，推之不移，疼痛拒按。

（3）病程长，易反复发作，常致白睛青蓝或并发瞳神紧小、瞳神干缺。

（4）多发于青年女性。

2. 中医分型

（1）肺经郁火证：发病较缓，患眼疼痛，羞明欲闭，白睛局部紫红色结节隆起，触之痛甚；可伴口干咽痛，咳嗽便秘；舌质红，苔薄黄，脉数。

（2）火毒蕴结证：发病较急，患眼疼痛难睁，羞明流泪，目痛拒按，视物不清；白睛结节大而隆起，或连缀成环，周围血脉紫赤怒张；伴见口苦咽干，气粗烦躁，便秘溲赤；舌红，苔黄，脉数有力。

（3）风湿热邪攻目证：发病较急，眼珠胀闷而疼，且有压痛感，羞明流泪，视物不清；白睛有紫红色结节样隆起，周围有赤脉牵绊；常伴有骨节酸痛，肢节肿胀，身重酸楚，胸闷纳减，病程缠绵难愈；舌苔白腻，脉滑或濡。

（4）肺阴不足证：病情反复发作，病至后期，眼感酸痛，干涩流泪，视物不清，白睛结节不甚高隆，色紫暗，压痛不明显；口咽干燥，或潮热颧红，便秘不爽；舌红少津，脉细数。

一、药物外治法

（一）中药离子导入法

🥣处方 165

桑白皮 20g，地骨皮 20g，黄芩 20g，瓜蒌 20g，赤芍 10g，丹参 10g，白蒺藜 10g，夏枯草 10g，连翘 10g，甘草 30g。

【用法】水煎取液 100ml，过滤去渣放入 4cm×4cm 敷料浸泡 30 分钟，离子透入，每次 2~30 分钟，每日 1 次。疗程 4~8 周。

【适应证】①急性发病，有眼红、疼痛、羞明、触痛、视力一般不受影响；②突发弥漫性充血水肿，色调火红，充血局限于某一象限；③角膜缘外形成淡红色或火红色局限性结节，结节为圆形或椭圆形，触痛。

【注意事项】①注意药物正负极；②高热、恶病质、心力衰竭、湿疹有出血倾向者，对直流电不能耐受者，禁用本法。

【出处】《实用中西医结合临床》2007，7（4）：35.

（二）熏洗法

🥣处方 166

黄连 10g，防风 10g，硼砂 3g，桔梗 8g，赤芍 10g，蝉蜕 8g，银花 15g，皂角刺 12g；浅层巩膜炎可加黄芩、夏枯草、生甘草；痛重可加延胡索、姜黄；热泪多可加白蒺藜、木贼。

【用法】上述药物加水浸泡 30 分钟，文火煎开煮 10 分钟，用热汽熏蒸患眼（防止过烫而烫伤）。熏洗过程中可适当闭眼，如有刺激不适亦可微闭患眼，待水温下降，热汽已散，手触药液能耐受时即可使用洗法。

【适应证】浅层巩膜炎。

【注意事项】温度 30℃左右。

【出处】《中国中医眼科杂志》2008，18（6）：346.

🥣处方 167

生石膏（先下）15g，密蒙花 10g，木贼 10g，蒲公英 10g，紫花地丁 10g，夏枯草 10g，黄芩 10g，连翘 10g，僵蚕 10g，郁金 10g，焦云曲 10g，炒丹皮 10g，鸡内金 10g，白茅根 10g，醋青皮 10g，琥珀（布包先下）3g。

【用法】上述药物加水浸泡 30 分钟，文火煎开煮 20 分钟，每日 1 剂，水煎三煎，头两煎混合分 2 次口服，第三煎药液熏蒸双目，37~42℃，每次 10~15 分钟，每日 2 次，治疗 4 周。

【适应证】①急性发病，眼红、眼痒；②单纯性巩膜外层炎；③结节性巩膜外层炎。

【注意事项】温度适中，眼睑皮肤溃破者禁用。

【出处】《北京中医药》2019，6（38）：581-583.

（三）中药超声雾化法

🥣处方 168

秦皮 15g，防风 10g，细辛 5g，黄连 6g，甘草 6g。

【用法】上述药物加水 300ml，煎 20 分钟，冷却后去渣取汁 100ml 备用。用超声波雾化器将上述药液 20ml 作雾化熏蒸患眼 20~30 分钟，每日 2 次。

【适应证】白睛发生局限性紫红色结节状隆起。

【注意事项】眼睑皮肤溃破者禁用。

【出处】《南京中医药大学学报》1999，15（3）：187.

（四）贴敷法

处方 169

吴茱萸 20g，大黄 12g，黄芩 6g，黄连 6g。

【用法】上述药物共研细末，每次用量 6g，醋适量调成糊状，贴敷于双涌泉穴，外用纱布包扎，每日 2 次，7 天为 1 个疗程。

【适应证】巩膜外层炎。

【注意事项】过敏及眼睑皮肤破损者禁用此法。

【出处】《福建中医药》1998，29（6）：21.

二、非药物外治法

（一）针刺法

处方 170

攒竹、睛明、丝竹空、承泣、太阳、肺俞、列缺、合谷、曲池、太冲。

【操作】每次局部选 2 穴，远端选 2 穴，每日 1~2 次，交替轮取，10 次为 1 个疗程。

【适应证】白睛里层呈紫红色改变，多伴局限性结节样隆起，且疼痛拒按。

【注意事项】①操作时应严格按照无菌要求进行施针，以免造成医源性感染；②操作要熟练，针刺深度既不宜过浅，也不宜过深，进针速度要快，以减少疼痛。

【出处】彭清华.《中医眼科学》中国中医药出版社.

（二）梅花针疗法

处方 171

【操作】于背部胸椎 3~7 两侧旁开 1.5 寸处，相当于肺俞穴至膈俞穴之间，用碘酒、酒精常规消毒皮肤，用拇指、食指平握梅花针柄后端，用手腕力由轻到重敲打，至皮肤发红且有间断针尖状出血为止。停刺后，用酒精棉球消毒皮肤，覆无菌纱布，隔日再刺。

【适应证】用于各型巩膜炎（火疳）：症见白睛里层呈紫红色改变，多伴有局限性结节样隆起，且疼痛拒按。

【注意事项】①操作时应严格按照无菌要求进行施针，以免造成医源性感染；②深浅适中。

【出处】《中医杂志》1990，4：42.

处方 172

同侧耳尖、攒竹、瞳子髎、丝竹空、太阳、大椎穴。

【操作】每次局部选 1~3 穴，局部常规消毒后，用三棱针迅速刺入穴位，出针后挤压局部出血，每穴放血 10~15 滴左右，放血量视患者体质及病情轻重而定，出血以紫暗变淡红色为度，同时加用刺络拔罐法，隔日 1 次。

【适应证】局限性结节样隆起呈暗红色，病变处局限性球结膜充血及水肿，呈堤坝状，压痛明显。

【注意事项】①操作时应严格按照无菌要求进行施针，以免造成医源性感染；②操作要熟练，针刺深度既不宜过浅，也不宜过深，进针速度要快，以减少疼痛。

【出处】《中国中医眼科杂志》1994，4（1）：60.

综合评按：巩膜炎及前巩膜炎属中医学的"火疳"范畴，中医认为本病系火毒稽留肺经或心肺两经实火上扰白睛，火邪无从宣泄，致使白睛里层向外，蕴结为病，称为"火疳"，表现为白睛发生局限性紫红色结节状隆起。《证治准绳·火疳》中指出："火疳在气轮为害尤急，盖火之实邪在于金部，火克金"。因此，治疗火疳以清泻肺热，凉血散结为本。故本节论述熏洗、雾化直达眼表，针刺、放血泄经络之火热，几种方法辨证后结合应用疗效更佳。火疳病程较长，容易反复发作，若治疗不当可变生他症，甚至可致失明，属于临床疑难棘手眼病之一，绝非单用一种治疗方法可取效，往往要与其他多种治法配合，正如《理瀹骈文》中所言"外治往往与内治并行而补内之不及"。因此治疗该病在运用外治法的同时，还要辨证运用内治法，内外兼治，直达病所，才能起到治愈该病的目的。

第十三节　单纯性疱疹病毒性角膜炎

单纯疱疹病毒性角膜炎属中医学的"聚星障"范畴，是指黑睛骤生多个细小星翳，其形或连缀，或团聚，伴有碜涩疼痛、羞明流泪的眼病。依据其病变形态的不同，又分别被命名为树枝状角膜炎、地图状角膜炎、盘状角膜炎。

1. 临床诊断

（1）发病前常有感冒史，或劳累后发病。

（2）不同程度视物模糊，沙涩不适，畏光流泪。

（3）抱轮红赤，黑睛表面生翳如星点状、树枝状或地图状，荧光素染色阳性，病变区知觉减退。

2. 中医分型

（1）风热客目型：黑睛起翳如星，白睛混赤或抱轮红赤，羞明流泪，多伴发热恶风，鼻塞，咽痛口干；舌红苔薄黄，脉弦数或浮数。

（2）肝火炽盛型：胞睑肿胀，羞明难睁，白睛混赤，黑睛翳障扩大加深，呈树枝状或地图状；舌红，苔黄，脉弦数。

（3）湿热犯目型：胞睑肿胀，羞明难睁，泪热胶黏，抱轮红赤，黑睛生翳如地图状；舌红，苔黄腻，脉濡数。

（4）阴虚邪留型：病情反复，黑睛生翳日久不愈，抱轮微红或时红时白，黑睛微混或星翳稀疏，微有畏光或干涩少泪，舌红少津，脉细或数。

一、药物外治法

（一）熏洗法

处方 173

秦皮、金银花、黄芩、板蓝根、大青叶、紫草、竹叶、防风等。

【用法】水煎先熏后洗，亦可煎水做湿热敷。

【适应证】主治风热客目型单纯疱疹性角膜炎（聚星障）。

【注意事项】眼睑溃破者禁用。

【出处】段俊国.《中医眼科学》人民卫生出版社.

处方 174

荆芥 10g，防风 10g，决明子 10g，大青叶 20g，桑叶 12g，菊花 12g，蝉蜕 12g，谷精草 12g，密蒙花 12g，夏枯草 10g，木贼草 12g，青葙子 12g，甘草 6g。肝经风热型：加柴胡 10g；肝胆火炽型：加龙胆草 10g，柴胡 10g，栀子 10g；肝经湿热型：加杏仁 10g，薏苡仁 20g，蔻仁 10g，藿香 10g；阴虚夹风型：加生地 15g，熟地 15g，当归 10g，羌活 10g。

【用法】以上药物，每天 1 剂，2 次煎药液约 500ml，分早晚内服。第 3 次煎药液大于 600ml 洗患眼，每天 3 次。在煎药过程中用药液蒸汽熏患眼，最后把药渣用布包好敷患眼部。

【适应证】主治上述所属证型单纯疱疹性角膜炎（聚星障）。

【注意事项】药液蒸汽温度适中。

【出处】《临床合理用药杂志》2013，2（6）：79.

（二）中药超声雾化法

处方 175

杭菊花 15g，薄荷 15g，防风 15g，金银花 15g，黄芩 15g，大青叶 15g，连翘 15g，柴胡 15g，蒲公英 15g，蝉蜕 15g，荆芥 15g，玄明粉 15g，板蓝根 15g。

【用法】以上药物，用 500ml 水煎，取 50ml 药液置入超声雾化治疗仪进行熏眼治疗，疗程 2 周。

【适应证】临床表现主要为结膜充血、流泪、畏光、异物感、疼痛及视力下降等。

【注意事项】过敏及眼睑溃破者禁用。

【出处】《吉林中医药》2017，3（37）：260-262.

处方 176

金银花、羌活、连翘、川芎、黄芩、白芷、茯苓、柴胡、桔梗各 10g，荆芥 8g，薄荷 6g，甘草 3g。

【用法】将上述药物煎煮好约 300ml 置于超声雾化器中，利用蒸汽对患者的患眼进行熏蒸治疗，每次治疗 15 分钟，每天治疗 2 次，共治疗 2 周。

【适应证】出现眼痛、流泪、畏光、视力减退等症状。

【注意事项】蒸汽温度适中。

【出处】《当代医药论丛》2019，17（18）：168-169.

二、非药物外治法

（一）耳尖放血法

处方 177

耳尖穴。

【操作】患者正坐位，取患者单侧耳轮的耳尖穴，折耳廓向前，耳廓上方的尖端处，局部常规消毒，用注射针头或一次性采血针垂直刺破皮肤约 1~3mm，轻轻用手挤压皮肤放血 4~10 滴，隔日 1 次，左右耳交替，10 天为 1 个疗程，治疗 3 个疗程。

【适应证】①自觉碜涩、畏光、流泪、视力下降等症状；②白睛抱轮红赤，或者白睛混赤、热痛；③黑睛表层生翳，呈星点状，或片状、树枝状、盘状混浊，荧光素染色阳性；④抗生素治疗无效，早期单独应用皮质类固醇点眼浸润加剧。大多数患者发病前有感冒病史，眼部外伤、过度疲劳、过量饮酒、月经来潮、熬夜等亦为常见诱因；⑤全身或伴鼻塞、头痛、口苦、咽痛，舌红、苔黄，脉弦数。

【注意事项】局部常规消毒，垂直刺破皮肤，轻轻用手挤压皮肤放血。

【出处】《中国民族民间医药》2017，26（13）：104-105.

（二）针刺法

处方 178

睛明穴、太阳穴、丝竹空穴、攒竹穴、四白穴。

【操作】患者取坐位，先对患者的皮肤进行消毒，选择为睛明穴，在针刺的过程中轻轻按摩患者的眼球，然后缓慢进针，保持柔和的手法，以患者的眼部出现酸胀感为佳，随后针刺太阳穴、丝竹空穴、攒竹穴、四白穴，在施针后，留针 30 分钟，每天 1 次。

【适应证】临床症状为不同程度的流泪、畏光以及视物模糊等。

【注意事项】在针刺的过程中轻轻按摩患者的眼球，然后缓慢进针，保持柔和的手法，以患者的眼部出现酸胀感为佳。

【出处】《中国现代药物应用》2019，13（3）：164-165.

综合评按：单纯疱疹性角膜炎属中医学的"聚星障"范畴，是指黑睛骤生多个细小星翳，其形或连缀，或团聚，伴有碜涩疼痛、羞明流泪的眼病。依据其病变形态的不同，又分别被命名为树枝状角膜炎、地图状角膜炎、盘状角膜炎。聚星障是眼科常见病之一。多由风热、虚热、热毒犯肝胆二经所致。肝与胆相表里，系于目，若内服清肝利胆之剂，亦可奏效，但得效较慢。运用外治法使药物直接作用于病灶，能起到快速疗疾之效。单纯疱疹性角膜炎为病毒所致，易复发，故上述外治法配合针刺提高免疫力，预防复发效更佳。若热毒炽盛有前房积脓或角膜溃疡久不愈合或已穿孔者，应配合手术治疗。

第十四节　玻璃体混浊

玻璃体混浊属中医学的"云雾移睛"范畴，是指患眼外观端好，自觉眼前有蚊蝇蛛丝或云雾样漂浮物的眼病。又名蝇翅黑花、眼风黑花、飞蚊症等。可单眼或双眼发病。由玻璃体液化、变性、后脱离或眼内炎症、出血等引起。

1. 临床诊断

（1）患者自感眼前有云雾漂浮，且随目珠转动而呈无规律飘动，或为黑色，或为红色，在明亮白色背景下更明显，可伴有"闪光"感。视力可正常或有不同程度障碍。

（2）眼外观如常。玻璃体内可见细尘状、絮状、团块状混浊或为灰白色、黑色、红色等。

2. 中医分型

（1）肝肾亏损证：眼前黑影飘动，如蚊翅，如环状、半环状，或伴闪光感，可伴近视，视物昏朦，眼干涩，易疲劳；可见头晕耳鸣，腰酸遗泄；舌红苔薄，脉细。

（2）气血亏虚证：自觉视物昏花，眼前黑影飘动，时隐时现，不耐久视，睛珠涩痛；可见面白无华，头晕心悸，少气懒言；唇淡舌嫩，脉细。

（3）湿热蕴蒸证：自觉眼前黑影飘动，多呈尘状、絮状混浊，视物昏朦；胸闷纳呆，或头重、神疲；苔黄腻，脉滑。

（4）气滞血瘀证：自觉眼前黑花，呈絮状、块状红色混浊，视力不同程度下降；或有情志不舒，胸肋胀痛；舌有瘀斑，脉弦涩。

一、药物外治法

（一）中药离子导入法

处方 179

丹参、三七或者红花注射液 2ml。

【用法】用上述三种之一的注射液做离子导入，每日 1 次，10 次为 1 个疗程。

【适应证】用于气滞血瘀证的玻璃体混浊（云雾移睛）。

【注意事项】①注意药物正负极；②高热、恶病质、心力衰竭、湿疹有出血倾向者，对直流电不能耐受者，禁用本法。

【出处】《中国中西医结合杂志》1992，9（6）：536.

处方 180

血栓通 2ml。

【用法】将血栓通 2ml 加注射用水 3ml 混合，滴眼 1~2 滴，余药液浸湿专用纱布衬垫上，直流电子感应电疗机。主电极放于闭合的眼睑上，接阴极。辅电极置于枕部，接阳极。电流强度 1~2mA，每次 20 分钟，每日 1 次，10 次为 1 个疗程。

【适应证】①视物模糊，眼底黑影飘动如"飞蚊"；②散瞳后眼底检查见玻璃体呈索状或尘埃状混浊；③视力下降偶有视物变形。

【注意事项】药液浸湿专用纱布衬垫上，主电极放于闭合的眼睑上，接阴极。

【出处】《辽宁中医杂志》2000，27（10）：460.

（二）超声药物透入法

处方181

散血净（桃仁、红花、川芎、赤芍、丹参、水蛭、牛膝、桔梗）。

【用法】将上述中药用蒸馏水浸泡2小时后，煮沸30分钟，用6层消毒纱布过滤后，调整pH6~8，装入容器备用。采用超声波治疗机。工作频率800kHz，声强输出从0.5~2.5W/cm²，声头直径36mm。工作状态：脉冲和连续。透入方法：患者仰卧治疗床上，头位正中，用温盐水擦洗患眼眶周皮肤并用75%乙醇消毒。采用眼部浴杯法，用特制的眼杯置于患眼眶周；取散血净18ml注入眼杯内，将超声波治疗机声头经碘伏消毒、无菌蒸馏水冲洗后放进眼杯内。声头治疗面完全淹没在药液内，之间不能有空气。治疗者左手持眼杯和声头，勿压眼球，右手扶住患者头部，使其保持治疗位置。治疗中，患眼睁开，眼球每隔2分钟向上、下、左、右方向转动。治疗后，点氧氟沙星2滴消炎。每天治疗1次，每次15~20分钟，10次1个疗程，治疗3个疗程。超声波输出强度1.0W/cm²；脉冲状态。

【适应证】出血性玻璃体混浊。①临床症状有原发病史，多突然发病，眼前有黑影飘动或冒烟感及视力障碍。②眼部检查：新鲜出血者，裂隙灯显微镜检查可见玻璃体红色反光，陈旧出血者，可呈暗红色及灰色反光；直接检眼镜检查，出血少者，可见玻璃体有尘状、条状、絮状、块状、漂浮不定的混浊，眼底模糊，大量出血则瞳孔领域无红色反光。

【注意事项】患眼眶周皮肤消毒，超声波治疗机声头经碘伏消毒，勿压眼球。

【出处】《辽宁中医杂志》2007，34（8）：1096–1097.

二、非药物外治法

（一）针刺法

处方 182

攒竹、睛明、承泣、四白、太阳、翳明、合谷、足三里、太冲、丝竹空。

【操作】患者取平卧位，眼周穴位以 1 寸毫针直刺 0.5 寸，肢体穴位取健侧以 2 寸毫针直刺 0.8~1 寸。每日 1 次，留针 40~60 分钟，实证用泻法，虚证用补法，加以电针，连续波，频率以患者能承受为宜。7 次为 1 个疗程，眼周穴位不易提插、捻转。

【适应证】表现为视力下降，眼前黑影浮动。

【注意事项】肢体穴位取健侧，频率以患者能承受为宜。

【出处】《临床医药实践》2010，19（7B）：970-973.

处方 183

主穴：取患侧风池、双侧太冲；配穴：局部取四白、瞳子髎、睛明；湿热蕴蒸型加中脘、阴陵泉、丰隆、中极，气滞血瘀型加阳陵泉、血海、支沟，肝肾亏虚型加三阴交、太溪。

【操作】患者取端坐位，暴露颈项部。在风池穴处常规消毒后，使用直径 0.3mm，长 40~45mm 毫针，通常左手为押手，以拇指轻按穴位，右手持针，针尖迅速刺入皮肤，然后朝眼部方向缓慢刺入，待患者有酸胀感或电击感向上传导致双目酸胀为佳，退至浅层，不进不退，不加捻转，手执针尾，如摇船舵，均匀自然，反复左右摇摆 3 次，太冲施以平补平泻法；四白、瞳子髎、睛明、中脘、阴陵泉、中极、阳陵泉，用平补平泻法；丰隆、血海、支沟用提插泻法；三阴交、太溪使用捻转泻法。得气后均留针 15~20 分钟，留针期间行针 1~2 次。每日 1 次，10 次为 1 个疗程，休息 2~3 天再继续下一个疗程，共治疗 3 个疗程。

【适应证】表现为视物昏朦，眼前如黑花飞舞，属湿热蕴蒸型、气滞血瘀型、肝肾亏虚型。

【注意事项】患者有酸胀感或电击感向上传导致双目酸胀为佳，退至浅层，不进不退，不加捻转，手执针尾，如摇船舵，均匀自然。

【出处】《中国针灸》2009，29（9）：721-722.

（二）气功法

处方 184

练习气功。

【操作】松静站立，两脚与肩同宽，两膝微屈，双臂自然下垂，上身中正，双眼自然闭合，心澄目洁，既不意守丹田，也不注意呼吸，只是凝神对视眼中的黑影，即"凝神视翳"。保持松静对视 15 分钟，意想黑影被吸收变小消失。随后再做"明目功"：姿势同上，意想自头顶百会穴引气沿督脉至印堂，然后气分两段，分别向左右沿眼眶绕圈运行。运气若干圈后，再由睛明穴返回印堂，退回百会穴。接着两手掌心在腹前相对，缓慢开合拉气，边开合边上升，用意不用力，直到两手掌有得气感（即两掌分开时感到有拉力，两掌相合时感到有斥力）。此时，两手掌应逐步在开合的同时上升到同眼等高，再转动两掌，使两掌心对着眼睛，离眼 2 寸，停留 1 分钟，同时意念双手掌之内气，灌透双目，眼睛清晰明亮。最后将两手抚放眼上，用掌心轻轻按摩双眼（先顺时针按摩，再逆时针方向按摩）。

【注意事项】练习前应尽量排除杂念，心平气和，愉快地进入功态，不可急于求成，应顺其自然，循序渐进，功到自然成。

【适应证】如同蚊虫在眼前飞舞，形状似棉絮或黑点不停地移动，影响视觉。

【出处】《现代养生》2005，9：39.

（三）耳穴压豆法

处方 185

肝、胆、肾、皮质下、脑干、眼、屏尖、耳尖。

【操作】以王不留行籽贴敷上述穴位，并持续按压 1 分钟，每次 1 耳，两耳轮流贴敷，隔日 1 次，7 次为 1 个疗程。

【适应证】表现为视力下降，眼前黑影浮动。

【注意事项】两耳轮流贴敷。

【出处】《临床医药实践》2010，19（7B）：970-973.

综合评按：玻璃体混浊属中医学的"云雾移睛"范畴，是指患眼外观端好，自觉眼前有蚊蝇蛛丝或云雾样漂浮物的眼病，是临床常见病多发病。又名蝇翅黑花、眼风黑花、飞蚊症等。可单眼或双眼发病。云雾移睛相当于西医学的玻璃体混浊，由玻璃体液化、变性、后脱离或眼内炎症、出血等引起。《证治准绳·杂病·七窍门》认为："玄府有伤，络间津液耗涩，郁滞清纯之气而为内障之证。其原皆属胆肾。黑者，胆肾自病；白者，因痰火伤肺，金之清纯不足；黄者，脾胃清纯之气有伤其络"。中医谓玻璃体为神膏，属胆所主，又为瞳神属肾所主，肝肾同源，肝开窍于目，故云雾移睛主要与痰湿、血瘀、肝肾虚有关。采用化痰除湿法、理血法和补肝肾法治疗，取得较好疗效，并可减少服激素的副作用和手术的痛苦。本文诸法各有特点，如离子导入、耳穴贴敷、针刺法等，在局部穴位上，有作用迅速、直达病所的特点。远期疗效明显优于其他方法，而且有很大的研究价值。

第十五节　糖尿病性视网膜病变

糖尿病性视网膜病变属中医学之"消渴目病"范畴，是指由糖尿病引起的内障眼病。又名消渴内障。本病多为双眼先后或同时发病，轻重不一，轻者可影响视力，严重者可造成失明。

1. 临床诊断

（1）早期患者眼部无自觉症状，随病变加重可出现眼前有黑影飘动、视力减退、视物变形等，严重者可致视力丧失。

（2）单纯期可见视网膜微血管瘤、斑点状出血、硬性渗出、棉绒斑、视网膜或黄斑水肿等；增殖期可见视网膜新生血管、大片状出血、玻璃体积血、玻璃体灰白色增殖条索、视网膜脱离、视网膜纤维增殖膜等。

2. 中医分型

（1）气阴两虚证：视力下降，或眼前黑影飘动，眼底可有黄斑水肿、视网膜渗出、出血、水肿等；可见面色少华，神疲乏力，少气懒言，咽干，自汗，五心烦热；舌淡，脉虚无力。

（2）脾肾两虚证：视力下降，或眼前黑影飘动，眼底可有视网膜水肿、棉絮斑、出血；可见虚胖或消瘦，形体肢冷，头晕耳鸣，面色萎黄，夜尿频、清长量多或浑浊如膏；舌淡胖，脉沉弱。

（3）阴虚夹瘀证：视力下降，或眼前黑影飘动，眼底可有视网膜血管瘤、渗出、出血、新生血管、反复大片状出血、视网膜增生膜等；可见口渴多饮，头昏目眩，心烦失眠，肢体麻木；舌暗红有瘀斑，脉细涩或细弦。

（4）痰瘀阻滞证：视力下降，或眼前黑影飘动，眼底可有视网膜渗出、出血、水肿、新生血管、玻璃体灰白色增殖条索、视网膜脱离、视网膜纤维增殖膜等；全身症见体胖，头身沉重，口唇、肢端紫暗；舌有瘀斑，苔厚腻，脉弦滑。

一、药物外治法

（一）中药离子导入法

处方186

香丹注射液。

【用法】采用多功能眼病治疗仪，患者轻闭眼，将 10ml 香丹注射液浸透 2 块纱布（厚 8 层，6cm×6cm），将纱布分别平铺于患眼上，戴上带有电极的眼罩，另一极导电橡胶上垫浸透生理盐水的纱布（厚 8 层，6cm×6cm）置于前臂外侧，电流调至 0.2~0.4mA，电压 10~20V，根据患者耐受程度将加热功能调至低温或中温挡位，离子导入治疗 15 分钟／次，1 次／天，7 天为 1 个疗程，连续治疗 15 个疗程，每个疗程间隔 2~3 天。

【适应证】早期病变主要表现为视网膜出血、渗出及微动脉瘤、静脉串珠样改变等血管损害。

【注意事项】根据患者耐受程度将加热功能调至低温或中温挡位。

【出处】《内蒙古中医药》2019，38（11）：136-138.

（二）穴位注射法

处方 187

复方樟柳碱注射液

【用法】复方樟柳碱注射液，2ml/ 次，于患眼颞浅动脉旁注射。1 个疗程为 14 天，共持续治疗 3 个疗程，每个疗程之间需要停止使用药物 3 天。

【适应证】早期（非增殖期）、中期（增殖前期）、晚期（重度增殖期）。

【注意事项】严格按操作规程要求操作。

【出处】《世界最新医学信息文摘》2019，19（40）：3-4.

（三）耳穴联合离子导入疗法

处方 188

耳穴贴；中药：生黄芪 30g，党参 20g，茯苓 15g，白术 15g，赤芍 15g，桔梗 10g，生地黄 20g，川芎 12g，甘草 10g，升麻 12g，柴胡 12g，桃仁 10g，红花 6g。

【用法】耳穴贴压肝、脾、内分泌、耳迷走神经反射点、眼，两耳交替，3 次 / 周，14 天为 1 个疗程；上述中药，煎汤取汁，眼局部离子导入，20 分钟 / 次，14 天为 1 个疗程。

【适应证】主症：视物昏花，目睛干涩，气短懒言，倦怠乏力。次症：面色晦暗，口渴喜饮，心悸失眠，溲赤便秘；舌脉：舌质暗淡或有瘀点瘀斑，苔薄白，脉细涩无力。

【注意事项】排除其他糖尿病眼病或眼器质性疾病者、肿瘤、感染病严重者、有出血倾向者。

【出处】《世界中西医结合杂志》2017，12（7）：978-981.

（四）熏洗法

处方 189

野菊花 30g，防风 20g，荆芥 20g，薄荷 20g，蝉蜕 25g，密蒙花 20g，玄参 30g，生地 24g，麦冬 24g，石斛 20g，丹参 20g，女贞子 20g，川芎 20g，红花 20g，三七 10g，葛根 20g。

【用法】将上药打碎成末，用透水、防漏的布包紧，放入煎锅中，文火熬成汤液，将汤液倒入壶中，壶口放置自制冷却管，使蒸汽从管中放出，熏蒸眼部。待壶体温度适宜时，将中药液倒入盆中，用药液清洗眼部。最后将布包取出，仰卧或半卧，将布包放置眼部。一般熏蒸时间为 10~15 分钟，清洗眼部 3~5 分钟，放置药包 15~20 分钟，每日 1 次，共 28 天。

【适应证】单纯型糖尿病性视网膜病变。

【注意事项】温度适宜。

【出处】《中国中医药科技》2012，16（6）：536–537.

二、非药物外治法

（一）针刺法

处方 190

睛明穴、承泣穴、攒竹穴、丝竹空、童子髎、太阳穴为主穴，选择合谷穴、足三里穴、血海穴、太冲穴、三阴交、肝俞穴为配穴。

【操作】针灸规格为 0.30mm×25mm，在针灸前首先以乙醇对患者穴位皮肤进行消毒，而后垂直进针，得气后可停止，对于眼周主穴，即可不再行针，留置 20 分钟。对于配穴，在得气后需要每 10 分钟行针 1 次，留置时间控制在 20 分钟，以 10 天为 1 个疗程。

【适应证】单纯性糖尿病视网膜病变。

【注意事项】穴位皮肤进行消毒，而后垂直进针，得气后可停止，对于眼周主穴，即可不再行针。

【出处】《糖尿病新世界》2019：27–31.

（二）穴位按摩法

处方 191

太阳穴、睛明穴、四白穴、丝竹空。

【操作】患者取坐位或者仰卧位，操作者用双手拇指或食指或中指指腹在患者体表选定的穴位上，采用按、摩、揉、拍、叩打等不同手法进行按摩。手法既有一定的力度，又感觉缓和舒适，切忌用暴力打击，以免造成不必要的损伤。手法应该由轻到重，由缓到急，循序渐进，最后再以轻手法缓解。按摩太阳穴手法可以稍重，按摩睛明穴手法可以稍轻，双手同时沿顺时针、逆时针方向按摩，每个穴位每次按摩约半分钟至一分钟后换其他穴位按摩。病情较轻者，每日 1 次即可，久病慢性者，可增加按摩次数，每日 2~3 次。操作过程中应随时询问患者的感受，若有不适，应及时调整手法或停止操作，以防发生意外。

【适应证】视物模糊、目睛干涩。

【注意事项】出血性疾病、严重的皮肤病、皮肤红肿破损者禁用。

【出处】《影像研究与医学应用》2018，1（2）：253-254.

（三）耳穴压豆法

🥣 处方 192

耳穴的位置选为肝、脾、内分泌、耳迷走神经反射点、眼、屏间前、屏间后。

【操作】耳穴压豆的方法为双耳交替进行，治疗分阶段进行，每阶段为15 天，第一阶段每天 1 次，第二阶段隔日 1 次，最后 1 月，每 3 天 1 次。2个月为 1 个疗程。

【适应证】眼目干涩，视物昏花，久视易疲劳，平素有倦怠懒言、乏力少神、五心烦热、口干舌燥、遇事易怒等。

【注意事项】双耳交替进行。

【出处】《光明中医》2020，35（3）：379-381.

综合评按： 糖尿病性视网膜病变属中医学的"消渴目病"范畴，消渴目病是在消渴的基础上发展而来，又名消渴内障；多见于消渴病中后期，病因与消渴病病因相似，现代医家多称其为"消渴目病"。多为双眼先后或同时发病，轻重不一，轻者视物模糊，甚者可严重影响视力。本病是伴随糖尿病而发生的，故提前预防更重于治疗，一旦进入增殖期就比较棘手。外治法是通过中药熏洗、中药离子导入、耳穴、针灸等多种形式刺激肝、肾、脾肺经，或温补，或滋阴化瘀，以达到补气润燥，活血明目提高视力的目的。外治法简便，易操作，无痛苦，同时也可以直达局部病所，临床疗效确定，患者易于接受。尤其是对进入增殖期又因各种原因不能手术的糖尿病性视网膜病变 Ⅴ 期的病友是最优的选择，值得在临床上推广并做进一步研究。

第十六节　近视

近视属中医学的"能近怯远"范畴，是眼在调节松弛状态下，平行光线经眼的屈光系统的折射后焦点落在视网膜之前。古代医籍对本病早有认识，称为目不能远视，又名能近怯远症，至《目经大成》始称近视。由先天生成，近视程度较高者又称近觑。能近怯远的发生与遗传、发育、环境等诸多因素有关，但确切的发病机制仍在研究中。

1. 临床诊断

（1）视力差，近视力正常。

（2）验光检查为近视。

2. 中医分型

（1）气血不足证：视近清楚，视远模糊，眼底或可见视网膜呈豹纹状改变；或兼见面色不华，神疲乏力；舌质淡，苔薄白，脉细弱。

（2）肝肾两虚证：能近怯远，可有眼前黑花飘动，眼底可见玻璃体液化混浊，视网膜呈豹纹状改变；或有头晕耳鸣，腰膝酸软，寐差多梦，舌质淡，脉细弱或弦细。

（3）心气不足证：视近清楚，视远模糊，视物眯目；或兼见面白畏寒，神疲心悸，活动尤甚，健忘；舌质淡，苔白，脉细缓。

一、药物外治法

中药离子导入法

处方 193

复方丹参注射液。

【用法】取坐位，微闭患眼，治疗者先采用复方丹参注射液 4ml 作为导入液浸泡脱脂纱布，然后将浸透的纱布平敷在患眼眼睑皮肤表面。带上离子导入眼罩，使带有正电极的眼罩与纱布完全接触，将另一侧电极贴敷于采用经生理盐水浸润过的纱布并固定于患眼对侧合谷穴处。连接相应电极，开启电源，设置电流强度 0.5~1.5mA，以不引起疼痛为宜。每只眼治疗时间 20 分钟，每日治疗 1 次，连续治疗 90 天为 1 个疗程。共治疗 2 个疗程。

【适应证】大龄儿童弱视合并近视。

【注意事项】以不引起疼痛为宜。

【出处】《中国当代医药》2018，25（34）：145–147，153.

处方 194

木瓜、松节、茺蔚子、菟丝子、伸筋草各 25g，青皮 20g，枸杞子 15g，五味子 6g。

【用法】每服药可制取 600ml 左右的药汁，共需 3000ml，将所有药汁包装好后待用。要求患者闭目仰卧，然后将由 40 层纱布制成的浸有导入液的衬垫置于患者眼部，同时将电极板的正极和负极分别连接药垫和患眼对侧的合谷穴，两极均使用绷带进行固定。固定完毕后开启电源。电源输出电流强度维持在 0.05mA，若患者有疼痛感，电流强度要适当进行调整。治疗时间和频率为 20 分钟 / 眼，1 次 / 天，1 个月为 1 个疗程。

【适应证】青少年近视、弱视及视疲劳。

【注意事项】若患者有疼痛感，电流强度要适当进行调整。

【出处】《中医临床研究》2014，6（23）：61–62.

处方 195

枸杞子、决明子、当归、太子参、石菖蒲、夜明砂、灵芝、冰片。

【用法】将浸有以上药液的衬垫（约 40 层纱布，周边较极板边缘余出 1cm 左右）紧贴患眼，令患者轻轻闭目，将电极板正极置于药垫之上，用绷带固定以防滑动，负极下衬垫（厚度同上）用生理盐水浸湿紧贴患眼对侧合谷穴上，用绷带固定。开启电源，电流强度为 $0.05mA/cm^2$，微调电流以不引起疼痛为宜。治疗时间每只眼每次 15 分钟，每天治疗 1 次。

【适应证】近视力正常，远视力低于 1.0，但能用凹透镜矫正。

【注意事项】微调电流以不引起疼痛为宜。

【出处】《天津中医学院学报》2001，20（1）：5-16.

处方 196

茺蔚子 25g，枸杞子 15g，木瓜 25g，青皮 20g，五味子 6g，伸筋草 25g，松节 25g，生三七粉 3g，菟丝子 25g。

【用法】每服取汁 600ml，共取汁 3000ml，包装待用。导入方法：将中药导入液的衬垫（约 4 层纱布，周边较极板边缘余出 1cm 左右）紧贴患眼，令患者轻轻闭目，将电极板正极置于药垫之上，用绷带固定以防滑动，负极下衬垫（厚度同上）用生理盐水浸湿紧贴患眼对侧合谷穴上，用绷带固定。开启电源，电流强度为 0.05mA，微调电流以不引起疼痛为宜。治疗时间每只眼每次 20 分钟，每天治疗 1 次，30 天为 1 个疗程。

【适应证】各型近视：症见①视力差，近视力正常；②验光检查为近视。

【注意事项】将中药导入液的衬垫紧贴患眼。

【出处】《中国医药指南》2011，11（20）：677-678.

二、非药物外治法

（一）针刺法

处方 197

承泣、睛明、风池、翳明、合谷、足三里。

【操作】患者仰卧闭目，深呼吸以分散其对疼痛的注意力。常规消毒后，选用 0.25mm×25mm 毫针针刺睛明、承泣，针刺睛明时将眼球轻推向外固定，沿目眶鼻骨边缘缓缓刺入 0.3~0.5 寸，以局部酸胀或扩散至眼后及周围为度；针刺承泣时紧靠眶下缘缓慢直刺 0.3~0.5 寸；两穴均不提插捻转，以防刺破血管引起眶内出血。选用 0.25mm×40mm 毫针针刺翳明、风池，翳明直刺 0.5 寸，针刺风池时针尖向同侧目内眦方向进针 0.5 寸，两穴均经反复提插捻转至有针感向前额或眼区放射。选用 0.30mm×40mm 毫针针刺合谷、足三里，合谷直刺 0.6 寸，足三里直刺 0.8 寸，得气后每 5 分钟捻转提插 1 次。每次留针 30~40 分钟，出针时医者左手用无菌干棉球轻按针孔周围，右手持针柄轻轻将针退至皮下，缓慢起针，再按压片刻，以防局部出血。隔日治疗 1 次，15 次为 1 个疗程。

【适应证】在青少年群体中，假性近视和近视。

【注意事项】睛明、承泣不提插捻转，以防刺破血管引起眶内出血。缓慢起针，再按压片刻，以防局部出血。

【出处】《世界最新医学信息文摘》2019，19（10）：132–133.

处方 198

承泣、四白、阳白、风池、足三里、三阴交、光明、太冲、合谷。

【操作】患者取仰卧位，穴位局部常规消毒，先针刺风池使针感达到眼部；承泣紧靠眼眶下缘直刺 0.3~0.5 寸，不提插；阳白透鱼腰；余穴常规针刺，留针 30 分钟，眼部穴位出针后注意要用棉球按压以防止出血。每日 1 次，10 次为 1 个疗程。

【适应证】各型近视：症见①视力差，近视力正常；②验光检查为近视。

【注意事项】眼部穴位出针后注意要用棉球按压以防止出血。

【出处】《中国中医眼科杂志》2011，21（1）.

处方 199

太阳穴、眶周、华佗夹脊穴。

【操作】梅花针轻轻叩刺太阳穴、眶周；或叩刺背部脊椎两侧（华佗夹脊穴），每日 1 次，10 次为 1 个疗程。

【适应证】视力差，近视力正常，验光检查为近视。

【注意事项】以患者能耐受为宜。

【出处】段俊国 .《中医眼科学》人民卫生出版社 .

（二）推拿按摩法

处方 200

四白、攒竹、丝竹空、鱼腰、睛明、承泣、太阳、风池、合谷、太冲、行间。

【操作】协助患者取仰卧位，让患者微闭双眼，医生在患者的右侧坐下。用一指禅推法从患者的右侧太阳处开始缓缓推向右侧的阳白，经过印堂、左侧阳白一直推到左侧的太阳处。然后再从左侧太阳穴开始，经过左侧的阳白、印堂，至右侧太阳为止，上述步骤反复操作 5 遍即可。操作者的双手拇指或中指对患者的双侧睛明、攒竹、鱼腰、丝竹空、太阳等穴实施轻揉操作，每穴操作时间为 1 分钟。用双手拇指指腹分抹患者的上下眼眶，由内向外反复实施分抹，时间为 3 分钟。用拇指的指端揉按患者的养老、光明，每穴按揉 1 分钟。穴位推拿每日 1 次，每次维持 15~20 分钟。采取指揉法，一指禅推法，大鱼际揉法。穴位点压法刺激局部穴位。

【适应证】在青少年群体中，假性近视和近视。

【注意事项】让患者微闭双眼。

【出处】《世界最新医学信息文摘》2019，19（10）：132-133.

处方 201

睛明、攒竹、鱼腰、丝竹空、承泣、太阳、四白、百会、四神聪、风池、肩井、神门。

【操作】首先开天门，分推前额，手法轻柔快速从睛明推至攒竹，然后沿眼眶做眼周环形放松按摩，点按睛明、攒竹、鱼腰、丝竹空、承泣，以局部产生酸胀感为宜，最后点揉太阳、四白、百会、四神聪，揉捏风池、肩井，点压合谷、神门等，15~20 分钟 / 次，每周 2 次，连续治疗 1 个月。

【适应证】青少年假性近视。

【注意事项】以局部产生酸胀感为宜。

【出处】《亚太传统医药》2014，10（21）：83-84.

（三）耳穴压豆法

处方 202

主穴：眼、心、肝、肾、屏间前（目 1）、屏间后（目 2）、胰胆；配穴：皮质下、神门、角窝中、胆俞、肝俞、肾俞、脑干。

【操作】用镊子将王不留行籽贴于耳穴穴位处，嘱患者每天自行按压数次，以产生酸、麻、胀痛、热等感觉为度。每次按压 3~5 分钟，3 天换 1 次，两耳交替进行。

【适应证】在青少年群体中，假性近视和近视。

【注意事项】严格消毒，避免感染发生。在应用的时候要避免胶布潮湿或被污染，减少皮肤炎症情况发生，一些患者可能对胶布有过敏反应，这时候可加用下屏尖穴。严重胶布过敏者禁用。

【出处】《世界最新医学信息文摘》2019，19（10）：132-133.

处方 203

穴位：眼、目 1、目 2、肝、心 5 个耳穴。

【操作】用王不留行籽耳穴贴，贴压以上耳穴，每个耳穴按压 20 下，直至耳部发热，4 次 / 天。耳贴每周一换，连续不断治疗 2 个月，每个月可休息 1~2 天。

【适应证】在目光能看的范围内，能看清近的事物，看不清远的事物。

【注意事项】每个耳穴按压，直至耳部发热，耳贴每周一换，连续不断治疗。

【出处】《心理月刊》2018，13（9）：269.

处方 204

主穴：目 1、目 2、眼、神门、内分泌、脑；配穴：心、肝、脾、胃、肾。

【操作】将王不留行籽贴在 0.5cm×0.5cm 大小的胶布上，先找准所选耳穴，用探针找取最敏感点，局部消毒，将预先贴上王不留行籽的胶布贴住穴位，粘贴并固定王不留行籽在耳穴上，并用拇指、食指轻轻在贴压耳穴部位按压数次，手法缓慢由轻及重，以患者能够耐受为宜，使局部产生胀麻感。1 分钟 / 次，患者回家后按照医生方法每日按压 3 次，每周更换 2 次，双耳交替贴压，连续治疗 1 个月。

【适应证】青少年假性近视。

【注意事项】手法缓慢要由轻及重，以患者能够耐受为宜。

【出处】《亚太传统医药》2014，10（21）：83-84.

（四）温灸法

处方 205

主穴：双侧睛明、四白、丝竹空、攒竹、瞳子髎。

【操作】使用艾条，将治疗孔对准相应穴位固定，同时遮挡、保护眼结膜和角膜，使用眼科理疗仪发热体温灸治疗，可加足三里、血海、神阙、风池等辨证施治，每日治疗1次，每次30分钟，持续治疗30天。

【适应证】裸眼视力＜5.0，凹透镜矫正视力＞4.9，伴有眼球发酸、发胀、疼痛等症状，可发生模糊，严重时出现头昏、头胀、头痛等现象。

【注意事项】要遮挡、保护眼结膜和角膜。

【出处】《中国民间疗法》2019，27（19）：46–47.

处方 206

用磁灸一体视力综合治疗仪进行治疗。

【操作】取出仪器主体，取下排烟帽；取出2个专用植物燃烧体（无烟艾条），用酒精灯同时充分点燃燃烧体的一端（以燃烧体点燃，端中心没有黑点为好），一般长0.5cm左右。点燃后，将2个燃烧体点燃端朝下，每个燃烧仓放入1个燃烧体，盖上排烟帽，调好密封垫圈位置，带上佩戴带，即可接受治疗。治疗中，燃烧体的有效燃烧时间一般为25~30分钟，温度高点一般出现在点燃后10~20分钟。每天治疗1次，30天为1个疗程。

【适应证】视觉发育期内由于异常视觉经验引起的单眼或双眼最佳矫正视力下降，眼部检查无器质性病变。

【注意事项】调好密封垫圈位置。

【出处】《现代医药卫生》2015，31（12）：1830–1832.

综合评按：近视属中医学的"能近怯远"范畴，中医认为青少年近视由于禀赋不足，肝肾阴虚及思虑劳神过度，损伤心脾以致精血亏虚，目失所养，神光无以发越而致。宋建平等认为青少年近视病机其本为肝肾阴精亏虚，心脾阳气不足；其标为用眼太过，目系劳损，经络气血滞涩。中医外治法可使眼部毛细血管扩张，改善局部血液循环，缓解或消除睫状肌痉挛，从而验证了中医"目得血而能视"的理论。为巩固疗效，除了本文中所述的针对病因病机的耳穴、针刺、离子导入及按摩局部治疗外，患者应养成良好的用眼习惯，阅读和书写保持端正的姿势，注意用眼卫生，缩短近距离用眼时间，参加户外体育锻炼，增强体质，饮食配膳要合理，减少近视的发病率和复发率。

第十七节　弱视

弱视多指视觉发育期间，由于各种原因使视觉细胞的有效刺激不足，从而造成单眼或双眼矫正视力低于同龄正常儿童，检查黄斑中心凹无明显异常改变。本病分为斜视性弱视、屈光参差性弱视、屈光不正性弱视、形觉剥夺性弱视及其他类型弱视五大类。我国在青少年人群中弱视发病率约为 2%~4%。

1. 临床诊断

（1）视力（包括矫正视力）≤ 0.8。

（2）常规检查无器质性病变。

2. 中医分型

（1）禀赋不足证：胎患内障术后或先天远视、近视等致视物不清；或兼见小儿夜惊，遗尿；舌质淡，脉弱。

（2）脾胃虚弱证：视物不清，或胞睑下垂；或兼见小儿偏食，面色萎黄无华，消瘦，神疲乏力，食欲不振，食后脘腹胀满，便溏；舌淡嫩，苔薄白，脉缓弱。

一、药物外治法

中药离子导入法

🥣 **处方 207**

黄芪注射液。

【用法】采取黄芪注射液进行离子导入治疗，严格按照离子导入仪器的使用方法进行操作，需要每日更换仪器的正负极，在治疗的过程中，保持坐位，让患儿将双眼紧闭，采取无菌纱布浸湿黄芪注射液，并让患儿佩戴多功能眼病离子导入机眼罩，确保眼部与药物纱布充分接触，注意调解眼罩的松紧程度，将离子导入频率调节至合理范围，然后把脉冲启动，脉冲的程度为患儿感受到针刺感为宜，在治疗时注意询问患儿是否有灼烧感与疼痛感。持续治疗5天后停止2天，再对患儿进行治疗，3个月为1个疗程，连续治疗2个疗程。

【适应证】小儿各型弱视：症见①视力（包括矫正视力）≤ 0.8；②常规检查无器质性病变。

【注意事项】每日更换仪器的正负极，眼部与药物纱布充分接触，注意调解眼罩的松紧程度，让患儿感受到针刺感为宜。

【出处】《药品评价》2018，15（23）：46-48.

处方 208

丹参注射液。

【用法】患儿取坐位，微闭患眼，治疗者先采用复方丹参注射液4ml作为导入液浸泡脱脂纱布，然后将浸透的纱布平敷在患眼眼睑皮肤表面。带上离子导入眼罩，使带有正电极的眼罩与纱布完全接触，将另一侧电极贴敷于采用生理盐水浸润过的纱布并固定于患眼对侧合谷穴处。连接相应电极，开启电源，设置电流强度0.5~1.5mA，以不引起疼痛为宜。每只眼治疗时间20分钟，每日治疗1次，连续治疗90天为1个疗程。共治疗2个疗程。

【适应证】大龄儿童弱视合并近视。

【注意事项】以不引起疼痛为宜。

【出处】《中国当代医药》2018，25（34）：145-147，153.

处方 209

青皮、决明子、菊花、红花、丹参、菟丝子、熟地黄、当归各10g，枸杞子、乳香各15g，薄荷、密蒙花、冰片各5g。

【用法】将以上药物用清水500ml，煎制，得药汁100ml，将药液放于一次性包装袋中备用。使用离子导入仪器，严格按照仪器使用方法操作，且需要每日轮换一次仪器的正负极，治疗过程中，让患儿保持坐位，双眼轻闭，应用两块无菌纱布浸湿药液以不滴液为宜，在患儿的两眼睑分别覆盖，并让患儿戴上离子导入机眼罩，确保眼睑与中药纱布充分接触，并注意合理调整松紧程度，根据规范合理调节离子导入频率，然后将脉冲启动，脉冲的大小为患儿感受到较轻的针刺感为宜，注意询问患儿有无灼热、疼痛等不适感；同时将生理盐水纱布贴敷仪器的另外一个电极，将电极与掌部紧贴，15 分钟 / 次，1 天 1 次，持续治疗 5 天后停止 2 天，再进行治疗，持续治疗 3 个月为 1 个疗程。

【适应证】眼睛没有出现器质性变质，对患儿进行矫正后视力依然无法达到 0.8。

【注意事项】将双眼轻闭，应用两块无菌纱布浸湿药液以不滴液为宜，眼睑与中药纱布充分接触，并注意合理调整松紧程度，感受到较轻的针刺感为宜。

【出处】《陕西中医》2015，36（9）：1190–1191.

处方 210

木瓜、松节、茺蔚子、菟丝子以及伸筋草各 25g，青皮 20g，枸杞子 15g，五味子 6g。

【用法】每服药可制取 600ml 左右的药汁，共需 3000ml，将所有药汁包装好后待用。要求患者闭目仰卧，然后将由 40 层纱布制成的浸有导入液的衬垫置于患者眼部，同时将电极板的正极和负极分别连接药垫和患眼对侧的合谷穴，两极均使用绷带进行固定。固定完毕后开启电源。电源输出电流强度维持在 0.05mA，若患者有疼痛感，电流强度要适当进行调整。治疗时间和频率为 20 分钟 / 眼，1 次 / 天，1 个月为 1 个疗程。

【适应证】青少年近视、弱视及视疲劳。

【注意事项】若患者有疼痛感，电流强度要适当进行调整。

【出处】《中医临床研究》2014，6（23）：61–62.

处方 211

香丹注射液。

【用法】患者采取平卧位，取无菌纱布两块，香丹注射液 10ml，用药液浸湿纱布以不滴液为宜，分别覆盖双眼，带上离子导入机眼罩，调节离子导入频率，启动脉冲，大小以有轻微针刺感为宜，无疼痛、灼热等其他不适。每次 20 分钟，每日 1 次，连续 10 天。

【适应证】眼睛无器质性变质，矫正视力达不到 0.8。

【注意事项】大小以有轻微针刺感为宜，无疼痛、灼热等其他不适。

【出处】《陕西中医》2013，34（10）：1407，1436.

二、非药物外治法

（一）针刺法

处方 212

百会、睛明、承泣、攒竹、太阳、风池、合谷。

【操作】以平补平泻手法为主，所有穴位留针 60 分钟，30 分钟行针 1 次。3 次／周，治疗 3 个月。

【适应证】用于小儿弱视：症见①视力（包括矫正视力）≤ 0.8；②常规检查无器质性病变。

【注意事项】以平补平泻手法为主。

【出处】《临床研究与经验》2017，18（3）：26-28.

处方 213

睛明穴、经外奇穴、太阳穴、球后穴、印堂穴与新明等穴位；远端选取合谷穴、风池穴与光明等穴位；辨证选取足三里穴、肾俞穴、三阴交穴与肝俞等穴位。

【操作】将选取穴位的皮肤使用 75% 的乙醇消毒过后实行针刺，1 次／天，每次选取局部的穴位 2 个，配穴 4 个，强刺激，1 个疗程为 10 次，间隔 4 天后再实行第 2 个疗程，共需医治 4 个疗程。等视力增加后将主、配穴更改成各 1 个，刺激较弱，1 个疗程为 10 天，再继续医治 2 个疗程。

【适应证】视力比正常的儿童低。

【注意事项】乙醇消毒过后实行针刺。强刺激。

【出处】《中国实用医药》2016，11（8）：269-270.

处方 214

双侧视区、头维、风池、翳明、光明、百会、睛明、承泣、丝竹空、太阳等头面部穴位以及合谷穴。

【操作】手法以补法为主，毫针留针 20~30 分钟左右。每周治疗 3 次，连续治疗 1 个月为 1 个疗程，治疗 3 个疗程。

【适应证】弱视中屈光不正类型者，眼部无器质性病变，功能性因素为主所引起的远视力 ≤ 0.8 且不能矫正。

【注意事项】手法以补法为主。

【出处】《中国中医药科技》2015，22（4）：454-455.

处方 215

攒竹、睛明、承泣、四白、太阳、翳明、合谷、足三里、太冲、丝竹空。

【操作】患者取平卧位，眼周穴位以 1 寸毫针直刺 0.5 寸，肢体穴位取健侧以 2 寸毫针直刺 0.8~1 寸。每日 1 次，留针 40~60 分钟，实证用泻法，虚证用补法，加以电针，连续波，频率以患者能承受为宜。7 次为 1 个疗程，眼周穴位不易提插、捻转。

【适应证】用于小儿弱视。

【注意事项】频率以患者能承受为宜。眼周穴位不易提插、捻转。

【出处】《临床医药实践》2010，19（7B）.

（二）按摩法

处方 216

鱼腰、四白、承泣、瞳子髎、睛明。

【操作】按照规范方法对所选穴位实施手法按摩，按摩的力度应保持从轻到重逐步加力，按摩部位感觉局部有酸胀或者皮肤微微泛红则更换穴位，每日按摩 1 次，持续按摩 5 天后停止 2 天再进行，持续按摩 3 个月为 1 个疗程。

【适应证】眼睛没有出现器质性病变，对患儿进行矫正后视力依然达到 0.8。

【注意事项】按摩的力度应保持从轻到重逐步加力，按摩部位感觉局部有酸胀或者皮肤微微泛红则更换穴位。

【出处】《陕西中医》2015，36（9）：1190–1191.

处方 217

印堂、攒竹、鱼腰、丝竹空、睛明、四白、太阳、百会、风池、手三里、合谷、足三里、三阴交、昆仑、肝俞、胆俞、脾俞、胃俞、三焦俞、肾俞。

【操作】

（1）仰卧位：①双手拇指快速交替自印堂穴向上推至前发髻100次，双拇指分推前额（自眉弓向上移动至前发髻）50次；双手掌摩揉眼部和两颞30次；双手食指、中指、无名指分别置于两侧攒竹、鱼腰、丝竹空做快速的上、下揉拨手法100次；右手食指、中指、无名指分别置于印堂和两侧攒竹做快速的上、下揉拨手法50次；双手食指、中指分别置于两侧睛明和四白穴做快速按揉手法50次；用右手拇指和食指桡侧（需食指弯曲）捏拿鼻部1次，双手多指并拢按揉两侧太阳穴50次。②双手中指（或者与无名指并拢）以指端分别围绕两侧眼眶边缘按揉（左手逆时针移动，右手顺时针移动），反复多次，此手法与双手掌摩揉眼部和两颞部交替操作5~10次，双手拇指指腹轻揉两侧眼睑10下，用一手食指和中指覆盖于眼睑之上，另一手多指有节奏地敲击覆盖于眼睑上的手指背面。③重复操作①手法。④双手拇指分别按揉头部督脉、膀胱经和胆经路线，多指拿揉头部，多指敲击头部，揉捏两侧耳廓2分钟，按揉枕骨下沿以及颈部两侧，按揉百会、风池、手三里、合谷、足三里、三阴交、昆仑。

（2）俯卧位：双手掌分推背腰部，双手掌和双手拇指按揉脊柱两侧膀胱经，重点按揉肝俞、胆俞、脾俞、胃俞、三焦俞、肾俞等，多指敲击背腰部。

（3）座位：拿揉颈、肩部结束。

以上手法操作过程约30分钟，1次/天，12天为1个疗程。疗程之间可以根据患者视力提高的进度休息3~7天，如视力提高正处于进度较快的阶段，则疗程之间可不必休息，或者减少休息的时间。

【适应证】①视力减退和屈光异常；②分读困难；③常有注视异常；④常有眼位偏斜，有的伴眼球震颤。

【注意事项】如视力正处于提高进度较快的阶段，则疗程之间可不必休息，或者减少休息的时间。

【出处】《中国民康医学》2014，26（20）：86-88.

处方 218

鱼腰、承泣、睛明、瞳子髎、四白穴。

【操作】医务人员于穴位处做手法按摩，共按摩 10 分钟。每日治疗 1 次，治疗 5 天休息 2 天，3 个月为 1 个疗程。

【适应证】年龄 4~9 岁，弱视类型为屈光不正性弱视者。

【注意事项】眼部器质性病变、严重肝肾功能不全者禁用。

【出处】《中国临床新医学》2013，6（9）：845-847.

处方 219

肺俞、心俞、膈俞、肝俞、脾俞、肾俞、命门、太阳、风府、风门、玉枕、百会、印堂、人中、承浆、攒竹、鱼腰、丝竹空、太阳、睛明、承泣、球后、瞳子髎、阳白、四白、曲池、手三里、合谷、三间、劳宫、十宣穴、血海、阴陵泉、足三里、复溜、光明、三阴交。

【操作】

（1）推按督脉，膀胱经（均是从上向下方向）。

（2）点按双肺俞、心俞、膈俞、肝俞、脾俞、肾俞、命门。

（3）按摩颈部双手同时点按太阳、风府、风门、玉枕。

（4）按百会、印堂、人中、承浆。

（5）点双攒竹、鱼腰、丝竹空、太阳、睛明、承泣、球后、瞳子髎、阳白、四白。

（6）按摩曲池、手三里、合谷、三间、劳宫，并点按十宣穴。

（7）按摩血海、阴陵泉、足三里、复溜、光明、三阴交。

（8）再做一便（1）（2）（3）（4）（5），最后让患儿转眼球并极目远眺。

【适应证】小儿弱视：症见①视力（包括矫正视力）≤ 0.8；②常规检查无器质性病变。

【注意事项】最后让患儿转眼球并极目远眺。

【出处】贾一江，庞国明，府强.《当代中药外治临床大全》中国中医药出版社.

（三）梅花针疗法

处方 220

百会、承光、风池、合谷、外关、翳明、颈夹脊穴。

【操作】局部常规消毒后，按患者耐受度进行梅花针叩刺，每个治疗穴位或部位叩刺 200 下左右，以局部出现潮红为度。以上治疗每天 1 次，10 次为 1 个疗程，连续治疗 6 个疗程，疗程之间不休息。

【适应证】眼部无器质性病变，以功能性因素为主所引起的远视力低于 0.8，且不能矫正者。

【注意事项】按患者耐受度叩刺，以局部出现潮红为度。

【出处】《北京中医药》2010，29（4）：293-294.

（四）耳穴压豆法

处方 221

穴位：眼、肝、肾、神门、脾、胃、耳尖及耳背肝、肾、脾。

【操作】用酒精棉球擦拭耳廓，将王不留籽贴在对应耳穴处，轻微按压，以产生酸胀、疼痛感为度，贴两耳，嘱家属每穴按压 50 下，每天按压耳穴 4 次，隔 5 天换 1 次药，治疗 6 个月。

【适应证】青少年屈光性弱视。

【注意事项】轻微按压，以产生酸胀、疼痛感为度。

【出处】《实用防盲技术》2019，14（4）：156-158.

处方 222

穴位：眼、目 1、目 2、肝、脾、肾、胃、心。

【操作】将耳廓皮肤用酒精棉球擦拭消毒后，用王不留行籽贴于耳穴上，轻轻按压耳穴以产生疼痛或酸胀感为宜，每次选取 3~5 个耳穴，5 天后更换 1 次，换其余耳穴再贴压。每次每穴按压 50 次，每天按压所贴穴位 4

次。10 天为 1 个疗程，1 个疗程后休息 3 天，治疗 7 个疗程（约 3 个月）。

【适应证】用于小儿弱视：症见①视力（包括矫正视力）≤ 0.8；②常规检查无器质性病变。

【注意事项】轻轻按压耳穴以产生疼痛或酸胀感为宜。

【出处】《山西中医学院学报》2017，18（1）：26-28.

处方 223

穴位：肝、心、肾、脾、眼、目 1、目 2、萘甲唑啉。

【操作】用 75% 乙醇消毒后，将王不留行籽贴附在 0.6cm×0.6cm 大小胶布中央，用镊子夹住，贴敷在选用的耳穴上。每日自行按压 3~5 次，每次每穴按压 30~60 秒，3 天更换 1 次，双耳交替。

【适应证】用于各型弱视。

【注意事项】轻轻按压耳穴以产生疼痛或酸胀感为宜。

【出处】《临床研究》2012，7（19）：52-53.

综合评按： 根据中医学的理论体系，认为弱视及远视乃系先天肝肾阴精不足，心肝相火有余，阴精不能上乘以涵濡于目，相火不得下交以温煦于肾，水火失济，阴阳失调之疾患。其导致阴精不足之原因，则有先天禀赋不足与后天摄养失宜的不同而致病。故弱视的治疗法则，首先以滋养肝肾、荣养精血为主，以交通心肾、调剂水火为法。如《证治准绳》说："《秘要》云：阴精不足，阳光有余，病于水者，故光华发见散乱而不能收敛近视。治之在心肾，心肾交则水火调而阴阳和顺，则收敛发用，各得其宜也。"在西医常规治疗方法中，一般使用遮盖、增视、压抑等治疗方法配合视功能训练，而中医学采用局部按摩、针刺、中药离子导入刺激肝、肾、脾经以助温养补益精气、上荣温通肝肾脾经。这些针对性治疗能明显提高疗效，故目前提倡走中西医结合的道路，只有博采众长、优势互补、才能使弱视，尤其是大龄弱视的治疗难题尽早突破。

第十八节 视疲劳

视疲劳属中医学的"目倦"范畴，又名肝劳。是过用目力出现视物不能持久，久则视物昏花、眼胀、头痛为主要表现的眼病。本病常有眼或全身器质性因素与精神、心理因素相互交织的眼疲劳综合征。视疲劳的发生与眼部、环境、体质、精神等因素有关，非独立眼病，属于心身医学范畴。

1. 临床诊断

（1）久视后有视物模糊、眼胀、头痛、眼眶胀痛、睑沉重、眼干涩等症状，休息后可缓解或消失。

（2）常有屈光不正或老视。

2. 中医分型

（1）气血亏虚证：久视后出现视物模糊、眼胀、头晕，眼部检查可有近视、远视等屈光不正或老视，可兼见心悸、健忘、神疲、便干、舌淡苔白、脉沉细。

（2）肝肾不足证：久视后出现视物模糊、眼胀痛、干涩，眼部检查可有近视、远视等屈光不正或老视，兼见头晕目眩、耳鸣、腰膝酸软、舌质淡、苔少、脉细。

（3）阴虚火旺证：久视后出现视物模糊、眼胀痛、干涩，眼部检查可有近视、远视等屈光不正或老视，兼见头晕目眩、五心烦热、颧赤唇红、口干、舌红苔少、脉细数。

一、药物外治法

（一）中药离子导入法

🥣**处方 224**

木瓜、松节、芫蔚子、菟丝子、伸筋草各25g，青皮20g，枸杞子15g、五味子6g。

【用法】每服药可制取 600ml 左右的药汁，共需 3000ml，将所有药汁包装好后待用。要求患者闭目仰卧，然后将由 40 层纱布制成的浸有导入液的衬垫置于患者眼部，同时将电极板的正极和负极分别连接药垫和患眼对侧的合谷穴，两极均使用绷带进行固定。固定完毕后开启电源。电源输出电流强度维持在 0.05mA，若患者有疼痛感，电流强度要适当进行调整。治疗时间和频率为 20 分钟 / 眼，1 次 / 天，1 个月为 1 个疗程。

【适应证】青少年近视、弱视及视疲劳。

【注意事项】若患者有疼痛感，电流强度要适当进行调整。

【出处】《中医临床研究》2014，6（23）：61–62.

处方 225

葛根素注射液。

【用法】①在配药室用 5ml 注射器抽吸葛根素注射液 25mg（5ml）浸湿 4mm×5mm 八层纱布两块；②用 5ml 注射器抽吸 0.9% 氯化钠注射液 5ml 浸湿 4mm×5mm 八层纱布一块；嘱患者闭眼，将①步骤中浸湿的两块纱布放置双眼眼睑上，将镜架电极戴上，将②步骤中浸湿的纱布一块放置合谷穴处并充分接触电极；④接通电源，将仪器电极调至（-），调节电流强度为 0.5mA，温度为中温，打开开关，将紧急控制开关交至受试者手中；⑤ 20 分钟治疗结束后仪器自动鸣响，先关闭开关和电源，再取下电极和纱布。20 分钟 / 次，1 次 / 天，连续 10 天。葛根素是葛根有效成分的提取物，有改善血供、调节肌肉、解除痉挛的药理作用，且眼部电离子导入治疗一方面有利于药物直达病所，另一方面还具有眼部热敷及刺激眼周穴位的作用，从而缓解眼肌紧张，增加腺体分泌。

【适应证】视屏显示终端视疲劳，由于长时间使用视频显示终端而出现眼干涩、酸胀、视物模糊等视疲劳症状。

【注意事项】嘱患者闭眼。

【出处】《辽宁中医杂志》2013，40（6）：1057–1059.

（二）中药超声雾化法

🥣处方 226

葛根素注射液。

【用法】葛根素注射液 5ml，0.9% 氯化钠注射液 25ml，配制成 30ml 溶液加入到超声雾化仪器盛水器内，启动电源雾化患眼，20 分钟 / 次，每日 1 次。以葛根素注射液超声雾化仪器雾化患眼治疗，有利于眼部黏膜对药液的吸收，使之迅速进入毛细血管，同时也使药液均匀地分布和黏附在眼部黏膜表面，能达到缓解肌肉紧张，增加腺体分泌的作用。

【适应证】主症：不耐久视、干涩灼热。次症：眼胀痛、眉棱骨胀痛、头昏、头痛。具备主症 2 项，次症 2 项以上。

【注意事项】喷雾口对准眼部，全程睁眼治疗。

【出处】《四川中医》2015，33（4）：157-158.

🥣处方 227

当归 15g，熟地 15g，川芎 15g，白芍 15g，枸杞子 15g，木香 10g，五味子 15g，白芷 15g，薄荷 10g，葛根 10g，柴胡 10g，天门冬 10g，防风 10g。

【用法】上药用冷水浸泡 30 分钟后急煎，取汁 100ml，用 2 层纱布滤过，加入超声雾化泵内制成气雾剂，喷雾口对准眼部，距离 5~10cm 进行眼浴。利用超声的空化作用，破坏药液表面张力和惯性，使液体在气相中分散，将药液变成雾状颗粒（气溶胶），直接作用于局部，增加了局部作用时间和结膜囊内有效药量，提高药物在眼部的生物利用度。同时能使局部血管扩张而改善微循环，使目得气血濡养，起到缓解或消除眼疲劳的作用。

【适应证】①暂时性视力减退或复视；②眼部疲劳，有灼热感、发痒、干涩不适及胀痛；③眼部反射性充血、结膜轻充血、泪多、睑缘红肿糜烂等；④反射性头痛，或其他类似神经衰弱症状。

【注意事项】喷雾口对准眼部。

【出处】《四川中医》2012，30（1）：1057-106.

（三）中药熏敷法

处方 228

枸杞子、菊花、熟地黄、山药、茯苓、牡丹皮、泽泻、葛根、川芎、当归、菟丝子。

【用法】上药 1∶1 等量研末，一次将 5g 药粉放入 200ml 药杯，倒入 180ml 100℃热水，搅拌均匀，待手触杯壁感觉微烫时，眼睛凑近药杯上方，蒸汽熏眼 5 分钟。而后平躺在治疗床上，轻闭双眼，将一块浸透药汁的纱布敷于眼上，遮盖眼部及周围穴位，20 分钟后摘去纱布，擦净药汁及残渣。

【适应证】①视觉障碍：不耐久视、暂时性视物模糊；②眼部不适：眼部干涩、烧灼感、发痒、胀痛、流泪；③全身症状：头痛、头晕、记忆力减退、失眠。具备①②条症状中 3 个及以上。

【注意事项】待手触杯壁感觉微烫时，眼睛凑近药杯上方。

【出处】《河北中医》2016，38（9）：1320–1322.

二、非药物外治法

（一）针刺法

处方 229

主穴：承泣、太阳、攒竹、风池为主，随症加减，耳鸣加听宫、听会、翳风，眉棱骨痛加阳白。

【操作】针刺时间 25~30 分钟，10 天为 1 个疗程。

【适应证】各型视疲劳：症见①久视后有视物模糊、眼胀、头痛、眼眶胀痛、睑沉重、眼干涩等症状，休息后可缓解或消失；②常有屈光不正或老视。

【注意事项】眼周穴注意勿刺过深，避开眼球，出针后须轻按片刻以免出血。

【出处】《临床合理用药杂志》2015，5（8）：139–140.

处方 230

攒竹、丝竹空、鱼腰、太阳、四白、睛明、光明、太溪、太冲、合谷。

【操作】各穴中等刺激，行针 3 分钟，30 次 / 分，使患者出现酸胀感，留针 30 分钟。每日刺 1 次，共治疗 10 天（病程超过 6 个月者治疗 20 天）。

【适应证】头痛、流泪、眼刺痛、视物模糊、复视、眼痛、畏光、眨眼、恶心、眼沉重 10 个症状中有其中两个或两个以上并且排除眼部其他疾患、全身疾患以及精神因素。

【注意事项】各穴中等刺激，使患者出现酸胀感。

【出处】《齐齐哈尔医学院学报》2014，35（9）：1343.

处方 231

攒竹、肝俞、肾俞、心俞、膏肓俞、照海、神门、风池、阳白、行间、太阳、丝竹空、瞳子髎。

【操作】每次用 4~6 穴，10 日为 1 个疗程，可行 2~3 个疗程。

【适应证】过用目力出现视物不能持久，久则视物昏花、眼胀、头痛为主要表现。

【注意事项】眼周穴注意勿刺过深，避开眼球，出针后须轻按片刻以免出血。

【出处】彭清华.《中医眼科学》中国中医药出版社.

（二）穴位按摩法

处方 232

风池、攒竹、坎宫、印堂、睛明、四白、太阳、承泣、鱼腰、迎香。

【操作】一指禅偏锋推手法，15 分钟 / 次。

【适应证】近距离工作不能持久，眼及眼眶周围疼痛、视物模糊、眼睛干涩、流泪等，严重者甚至出现头痛、眩晕、恶心、呕吐等全身症状。

【注意事项】配合治疗。

【出处】《中国社区医师》2014，30（24）：106-108.

处方 233

睛明、攒竹、丝竹空、四白。

【操作】以拇指或食指依次按揉上述诸穴，每穴 100 次。隔天 1 次，10 天为 1 个疗程。

【适应证】适用于易出现眼疲劳的人群，对眼干涩，酸胀等有辅助治疗作用。

【注意事项】以眼周取穴按摩。

【出处】《浙江中医杂志》2014，49（8）：549.

（三）眼保健操

处方 234

天应穴、睛明穴、四白穴、眼眶、太阳穴、风池穴、耳垂。

【操作】第一，让患者按揉天应穴，即令患者两支拇指相对，分别抵于患者头部两侧的穴位之上，进而令其余手指放松，放置于前额之上，用拇指按揉穴位。四个八拍的时间内，保证每个节拍能够按揉一圈。第二，挤按睛明穴，让患者的食指放置于睛明穴之上，其余手指成握拳姿势，对穴位进行按压，节奏同第一节。第三，按揉四白穴，让患者双手食指按压于患者的两侧四白穴之上，进而让患者的拇指处于患者下颌部位。其余手指呈握拳状，对穴位进行按压，节奏如第一节。第四，轮刮眼眶，让患者的拇指按压于太阳穴之上，其余手指呈放松状态，在太阳穴上按揉四圈，即四个节拍，进而用食指关节的内部在患者眼眶上成圆圈状刮磨，两个节拍刮一圈，连续刮两次，并重复如上操作，共进行四个八拍。第五，按揉风池穴，令患者的两只食指和中指按压于患者的风池穴之上，其余手指不动，对患者的风池穴进行按压，节奏同第一节。第六，揉捏耳垂，脚趾抓地，让患者食指和拇指对两侧耳垂进行揉捏，脚部不断做抓地姿势，节奏同第一节。每日让患者重复眼保健操 3 次，每次的时间约为 8 分钟。采用眼保健操对患者进行治疗，能够让患者的眼睛充分运动，起到保健的作用，有利于缓解患者眼部疲劳，能够在最短的时间内起到缓解患者病症的效果。

【适应证】各型视疲劳：症见①久视后有视物模糊、眼胀、头痛、眼眶胀痛、睑沉重、眼干涩等症状，休息后可缓解或消失；②常有屈光不正或老视。

【注意事项】让患者的眼睛充分运动。

【出处】《广东职业技术教育与研究》2018，6：197-198.

（四）刮痧疗法

处方 235

印堂、睛明、攒竹、鱼腰、四白、阳白、太阳、头维。

【操作】患者平躺，闭上眼睛，经培训合格的护士坐于患者头顶前方，选定区域涂抹面部刮痧乳，用刮痧板自眉心沿眉弓走形刮至发际，自内眦沿颧骨走形刮至发际，自额头正中心刮至发际，手法平补平泻，重点刺激印堂、睛明、攒竹、鱼腰、四白、阳白、太阳、头维穴。用力柔和，以酸胀为度。每周 2 次，每次 5~10 分钟。在眼部要穴及四周皮肤上刮拭，促进局部组织微循环，加快代谢物质的吸收，消除眼部疲劳。

【适应证】①不耐久视、暂时性视物模糊；②眼部干涩、灼烧感、发痒、胀痛、流泪；③头痛、头晕、记忆力减退、失眠；无眼部其他疾病；既往无眼部手术史；无全身性疾病；男女不限。

【注意事项】用力柔和，以酸胀为度。

【出处】《中华中医药杂志》2018，33（9）：4235-4236.

（五）耳穴压豆法

处方 236

右耳眼穴、右耳目 1 穴、右耳目 2 穴，左耳的肾、肝、皮质下及神门穴。

【操作】对患者穴位进行消毒后，采用胶布在王不留行籽的基础上贴于患者的穴位之上，进而对患者的耳穴进行揉捏，直至患者产生热感、痛感和胀感即可停止。每日对患者进行为期 3 日的按压。在按压 3 日之后，调换左右耳的穴位继续按压，每日对患者进行 3 次按压，治疗周期以两周为宜。

【适应证】各型视疲劳：症见①久视后有视物模糊、眼胀；头痛、眼眶胀痛、睑沉重、眼干涩等症状，休息后可缓解或消失；②常有屈光不正或老视。

【注意事项】耳穴进行揉捏，直至患者产生热感、痛感和胀感即可停止。

【出处】《广东职业技术教育与研究》2018，（6）：197-198.

处方 237

选准眼、目 1、目 2、心、肝、肾和神门 7 个穴位（其中眼、目 1 和目 2 交替使用）。

【操作】耳廓常规消毒后，将磁珠耳穴贴敷于耳穴上，轻揉之使耳穴有热、胀、痛感，两耳交替，每耳贴 3 日；嘱患者每日晨起、睡前定时按压，感觉视疲劳时不定时按压，若无明显变化时可反复进行。治疗时间以 2 个月为极限。

【适应证】头痛、流泪、眼刺痛、视物模糊、复视、眼痒、畏光、眨眼、恶心、眼沉重等 10 个症状出现 2 个或以上症状时。

【注意事项】轻揉之使耳穴有热、胀、痛感，两耳交替。

【出处】《中华针灸电子杂志》2014，3（6）：1-5.

综合评按：视疲劳属中医学的"目倦"范畴，又名肝劳。近年来由于人们生活方式的改变，电子产品的使用越来越多，导致视疲劳疾病的患者越来越多，年龄越来越小，青少年成为发病的主体，逐渐发展成近视，也给中老年人带来很大的困扰。眼部的疲劳症状往往同时伴随着全身的其他器官兼有疲劳不适症状。本病类似于近视，预防大于治疗。本节所述之外治法耳穴、刮痧、雾化等便捷无痛苦，随时可为之，甚者可配合针灸、穴位按摩等直接作用眼周血管活血化瘀，有效快速改善视疲劳状态，防止进一步深化。亦可同时应用 2~3 种配合治疗疗效更佳。

《当代中医外治临床丛书》
参编单位

（排名不分先后）

总主编单位

河南大学中医药研究院　　　　　　中华中医药学会慢病管理分会

开封市中医院　　　　　　　　　　海南省中医院

北京中医药大学深圳医院

副总主编单位（排名不分先后）

北京中医药大学　　　　　　　　　南京中医药大学

山东中医药大学　　　　　　　　　河南大学中医院

黑龙江中医药大学　　　　　　　　辽宁中医药大学

四川省第二中医医院　　　　　　　浙江省义乌市中医医院

南阳理工学院张仲景国医国药学院　湖北省英山县人民医院

河南省中医糖尿病医院　　　　　　江西省高安市中医院

河南省长垣中西医结合医院　　　　甘肃省兰州市中医医院

甘肃省兰州市西固区中医院　　　　河南省开封市儿童医院

河北省馆陶县中医院　　　　　　　湖北省咸宁市中医院

湖北省武穴市中医院　　　　　　　中日友好医院

编委单位（排名不分先后）

河南省中医院　　　　　　　　　　河南省开封市第五人民医院

南阳理工学院张仲景国医国药学院　河南省郑州市中医院

开封市中医糖尿病医院　　　　　　河南省项城市中医院

广东省深圳市妇幼保健院　　　　　河南省荥阳市中医院

山东省聊城市中医院

中国人民解放军陆军第83集团军医院

甘肃省兰州市西固区中医院

成都中医药大学

江苏省扬州市中医院

江苏省盐城市中医院

江苏省镇江市中医院

河北省石家庄市中医院

河南省三门峡市中医院

河南省三门峡市颐享糖尿病研究所

河南省安阳市中西医结合医院

河南省林州市人民医院

广州中医药大学顺德医院附属均安医院

河南省南阳市中医院

河南省南阳名仁医院

河南省骨科医院

河南省濮阳市中医院

四川省南部县中医院

贵州省福泉市中医院

浙江省义乌市中医医院

海南省三亚市中医院

黑龙江省安达市中医医院

湖北省天门市中医医院

湖北省老河口市中医医院

深圳市罗湖区中医院